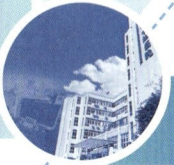

编委会

BIANWEIHUI

名誉主任：王 威

主 任：程 进

副主任：王玉梅 姚惟刚

顾 问：付 军 张济祥 彭 汛 周 斌 王克钧

主 编：郑承泽 程 进

副主编：王玉梅 姚惟刚 王家生

执行编撰：姚惟刚 黄灿桥 闵凤阳 谭祖贤 张 迪

委 员：黄所新 龚翼焕 刘晓红 李 蓉 丁 兵
　　　　胡曦男 徐 敏 黄灿桥 徐 枫 张雨洁
　　　　李日新 邵 晶 余 曦 肖太平 郑雨蝶
　　　　周志敏

青山着意化为桥

长江委血吸虫病防治70年回顾

长江水利委员会长江医院
（血吸虫病防治监测中心） 主编

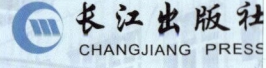

前 言

"不尽长江滚滚流",千古长江,源远流长,她以母亲的情怀滋养着沿岸无数百姓。然而江水滔滔,每当洪水肆虐,也给沿岸人民带来了深重的灾难,其中就包括血吸虫病等疾病的危害。为解决长江水患,新中国成立仅4个月就成立了长江水利委员会。在党和政府的坚强领导下,治江事业蓬勃发展,治江队伍不断发展壮大。治江人栉风沐雨、攻坚克难,行走于山水间,与日月为伍、与江河为伴,从荆江分洪工程,到葛洲坝、三峡工程等"国之重器",为治理水患,保长江安澜,铸就了一座座不朽的丰碑。

新中国成立初期,我国血吸虫病流行区遍及长江流域及长江以南的江苏、浙江、安徽、江西、湖南、湖北、四川、云南、福建、广东、广西、上海等12个省、自治区、直辖市。全国累计查出有螺面积143亿平方米,血吸虫病病人数1160万人,受威胁的人口在1亿以上。平均每年有1万人发生急性感染,病死率约为1%。据不完全统计,长江流域水利工作人员历史累计血吸虫患病人数约为3.7万人;血吸虫病成为危害水利职工健康的一种"职业病"。

长江委许多基层单位分布在长江沿岸各省,约3800余人工作生活在血吸虫病重疫区;每年有8000余人次在疫区从事水利勘测设计、水文测量、水环境监测、水政执法、抗洪抢险等水利工作。据1989年统计,长江委职工血吸虫病累计感染人数达到2113人,感染率高达13.7%,

青山着意化为桥　长江委血吸虫病防治70年回顾

具有"三大"（疫区范围大、人群流动性大、危害大）和"三高"（人群感染率高、重复感染和晚期患病率高、死亡率高）的特点，防治血吸虫病已刻不容缓，它与流域防汛工作一样成为长江委的民生大事。

在党中央、国务院和水利部的正确领导下，长江委党组始终心系民生福祉，从建委之初的简陋医务室，再到4年后的长江医院，以及后来的长江疗养院、陆水职工医院、血防办和基层血防站（点）等，一路书写着为民答卷。

为了根治"职业病"，一支由医务人员、工程师、科学家、技术员和工人等组成，被称为长江委血防人的队伍毅然扛起了防治重任。70多年来，他们坚持"因地制宜、分类指导、综合治理、科学防治"的方针，不畏艰苦，攻坚克难，开拓前进。从一线查螺、灭螺到健康教育大讲堂，从基层职工诊疗、查体到患病职工住院治疗，从改水改厕、卫生习惯改变到职工工作和生活区安全岛建设，从服务水利行业职工到惠及流域人民群众，长江委血防人经历了以灭螺、化疗和控制传染源为主要手段的三个不同阶段，用汗水、泪水、勤劳、智慧谱写了一条波澜壮阔的健康惠民之歌。迄今，全国12个血吸虫病流行省（自治区、直辖市）中，有5个达到消除标准，7个达到传播阻断标准，全国既往感染血吸虫病患者不足3万人，晚期病人都得到免费治疗；钉螺面积进一步压缩，过去的疫点、疫区变成今天的景点、景区。经过长江委血防人的努力，长江委已有20年无新发感染者，血防工作成绩斐然，血吸虫病这个水利行业的"职业病"终于被控制在历史最低位。当前，水利职工和人民群众安居乐业，经济快速发展，治江事业一派欣欣向荣。

一代人有一代人的际遇，一代人有一代人的使命。70多年的血防史，是几代血防人筚路蓝缕，历尽艰辛，排除万难，一步一个脚印走出来的。他们身着一袭白衣，穿行于江河湖泊、基层单位和水文站（点），始终坚持查螺灭螺、防病治病，坚守医者仁心，为水利职工和人民群众谋健康、谋幸福；他们穿着朴实工装，踏遍边远乡村、改水改厕和安全岛建设现场的"水袋子、虫窝子"，始终勇敢坚毅地前行，保持旺盛的斗志，为水利职工和人民群众谋发展、谋变化；他们身披风雨而来，行走于泥泞洲滩、沟渠和湖汊，始终求真务实地笃行，秉持崇尚科学、守正创新的作风，为水利职工和人民群众谋小康、谋富裕。他们创造了一个又一个新的业绩，充分展示了"群策群力、科学防治、甘于奉献、誓送瘟神"的血防精神和"战天斗地、敢为人先，不达目的决不罢休"的精神风貌。

铭记历史，不忘初心；展望未来，开拓进取。我们将以习近平新时代中国特色社会主义思想为指导，全面贯彻党的二十大和二十届二中、三中全会精神，深入贯彻习近平总书记"节水优先、空间均衡、系统治理、两手发力"治水思路和关于治水的重要论述精神，认真落实党中央、国务院关于血防工作的决策部署，按照《"健康中国2030"规划纲要》确定的目标，认真落实国家疾控局等11部门制定的《加快实现消除血吸虫病目标行动方案（2023—2030年）》，动员引领新一代血防人把握新机遇，展现新担当，以实干实绩推动"四个长江"建设，为开创高质量发展新局面、谱写中国式现代化新篇章而努力奋斗。

编 者

2024年3月

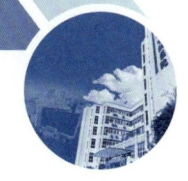

目 录 CONTENTS

一、认识血吸虫病 001
（一）什么是血吸虫病？ 002
（二）血吸虫病流行区 006
（三）血吸虫病危害 007

二、亲切关怀 008
（一）领袖关怀 009
（二）关心、指导 011
（三）慰问 016

三、吹响号角 019
（一）国家部署 020
（二）水利血防 021

四、艰难历程 029
（一）第一阶段：20 世纪 50 年代—80 年代初，以消灭钉螺为主 030
（二）第二阶段：20 世纪 80 年代到 21 世纪初期，以化疗为主，主要是治疗病人 042

目 录

　　（三）第三个阶段：2004 年以来，实施以传染源控制为主的血吸虫病综合性防治策略　　**057**

五、水利血防的作用及经验　　**077**
　　（一）水利血防作用　　078
　　（二）水利血防工作经验　　080

六、科研攻关　　**082**
　　（一）科学研究　　083
　　（二）科学成果　　084
　　（三）人才学科　　091
　　（四）国内合作交流　　093
　　（五）国际交流　　095

七、成就与展望　　**098**
　　（一）辉煌成就　　099
　　（二）主要工作亮点　　101
　　（三）未来目标　　106

八、血防一线　　**108**
　　（一）防治单位　　109
　　（二）血防荣誉　　114
　　（三）血防文化（长江委精神与中国血防精神）　　118

九、大事记   121

    （一）国家大事记   122

    （二）长江委血防大事记   125

十、实现消除血吸虫病目标行动方案及相关文件   131

    （一）国家行动方案   132

    （二）长江委血吸虫病防治监测中心《加快实现消除血吸虫病目标工作方案（2023—2030年）》   146

    （三）血吸虫病控制和消除国家标准   152

    （四）2005—2020年"血吸虫病防控"项目工作总结   155

十一、血防故事   166

    （一）历史故事   167

    （二）治江故事   172

参考资料   181

编后记   186

一 认识血吸虫病

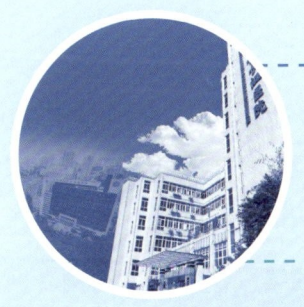

作为血吸虫病防治的前沿阵地，一代代长江委血防人深耕于这一古老而顽固的地方性疾病研究，积累了丰富的临床与防控经验。

多年来，血防人依托专业团队和先进技术，构建了从消灭钉螺、血吸虫病筛查诊断到综合治疗的完整体系，我们向每一位长江儿女呼吁：认识血吸虫病，不仅是了解其致病机制与传播途径，更需以科学防护为盾，以早诊早治为剑，共同筑牢健康屏障，守护母亲河的生机与安康。

（一）什么是血吸虫病？

1. 血吸虫病分类

血吸虫的学名是裂体吸虫，寄生人体的重要虫种有日本血吸虫、曼氏血吸虫、埃及血吸虫及湄公血吸虫，在我国流行的血吸虫病是由日本血吸虫引起的，因此通常将日本血吸虫病简称为血吸虫病。

2. 流行历史

血吸虫病在中国的流行已有很久的历史。据1972年湖南长沙马王堆西汉女尸和1975年湖北江陵凤凰山男尸查到的血吸虫卵来看，血吸虫病在中国至少有2100多年的历史。1905年从湖南省常德县一农民粪便中检出血吸虫卵，这是我国被确诊的第一例血吸虫病例。据相关记载，1881年，德籍神父富克斯（P. Fuchs）首次在江夏县金口镇（今江夏区金口街）青埠湾发现3个钉螺标本。后经贝类学家格莱德（Gredier）鉴定，创立新属新种，命名为"湖北钉螺"。湖北钉螺是日本血吸虫的唯一中间宿主，至今我国湖区所发现的钉螺均为"湖北钉螺"。

3. 血吸虫生活史

我国流行的是日本血吸虫（以下简称"血吸虫"），其生活史包括成虫、虫卵、毛蚴、胞蚴、尾蚴和童虫6个阶段。血吸虫病流行由以下5个环节构成：①传染源排出虫卵；②虫卵在水中孵出毛蚴；③毛蚴侵入中间宿主——钉螺；④毛蚴在钉螺内发育，逸出尾蚴；⑤尾蚴感染终宿主——人、畜等哺乳动物。

一、认识血吸虫病

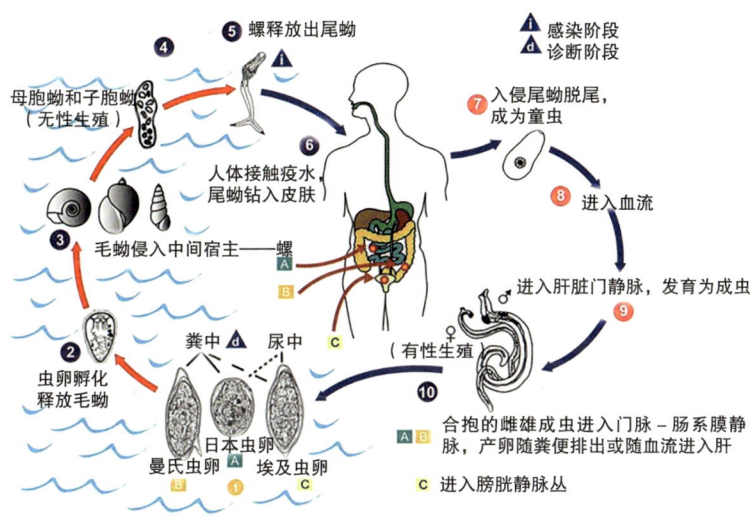

血吸虫生活史

4. 血吸虫病传播和流行因素

主要有三个：一是要有传染源（病人、病畜）散布血吸虫卵；二是要有传播媒介，必须经过中间宿主——钉螺来传播；三是要有易感人群，接触"疫水"而发病。

（1）传染源：血吸虫是人畜互通寄生虫。其储存宿主种类较多，主要有牛、猪、犬、羊、马、猫及鼠类等40多种哺乳动物。病人及患病耕牛为主要传染源，其次为受感染的羊、猪、犬、马、鼠类等。在一些长时间无人畜活动的地区，血吸虫在野生动物之间通过钉螺传播，形成原发性疫源地；而在人畜活动的居民点或生产地区，由钉螺传播所构成的疫源地属次发性疫源地。

（2）传播途径：传染源的粪便进入有钉螺存在的疫水，宿主通过接触疫水传播。

①粪便入水：粪便污染水源的方式视各地居民的生产方式、生活习惯和家畜管理饲养方法不同而异。河边洗刷马桶、随地大便、施用新鲜粪便及耕牛放牧等尤易污染水源。

②钉螺存在：钉螺是血吸虫的唯一中间宿主，故只有存在钉螺的地区，才有可能有血吸虫病流行。在我国，血吸虫病流行于长江流域及长江以南的12个省、自治区和直辖市，且以长江中下游地区较为严重。经过多年的防治，血吸虫病流行已基本得到控制。钉螺的感染率与水源污染程度密切相关，采用"哨兵"螺方法可测定水源污染情况。

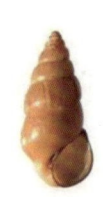
山丘地区钉螺

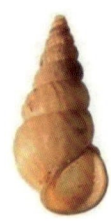
水网地区钉螺

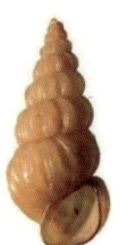
湖沼地区钉螺

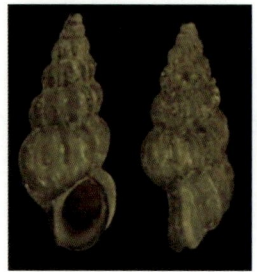
钉螺外形就像一颗小螺丝钉
螺旋一般为6～9个

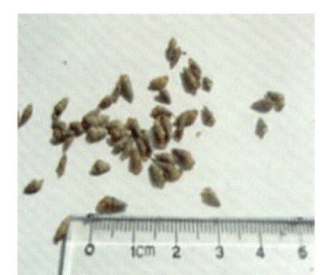
长度小于1厘米

钉螺

钉螺是一种软体动物，它是能够水陆两栖的螺类。它的外形像一个小的螺丝钉，螺体较小，长度一般不超过1厘米，有雌雄之分。钉螺平均寿命一年左右，最长的可活3～5年。钉螺生性喜潮湿、温热环境。幼螺多喜欢生活在水中，成体一般喜欢生活在水线以上潮湿地带的草丛中。最适宜钉螺活动的温度是20～25摄氏度，春季钉螺最为活跃，秋季次之，春季是一年中查灭螺工作最重要的季节。钉螺主要以腐败的植物（藻类、苔藓、蕨类和草本种子植物）为依托，多分布于有杂草生长的潮湿泥土上，如河岸、灌溉沟渠、林地和田地的排水沟等环境。水流缓慢的沟渠、田后壁、田缺口和草滩等常年潮湿环境最适于钉螺栖息。此外，钉螺可附着于水面各种漂浮物体，如湖草、芦苇、船只等上面并扩散到远处，使原有孳生范围扩大或形成新的孳生地。3月份是钉螺交配的高峰期，4月份产卵最盛，5月份螺卵大量孵化。一只雌螺在一个产卵周期约可产卵100个左右。螺卵经过1个月就可以孵化出幼螺，一般只需2个月就可以发育为成螺。

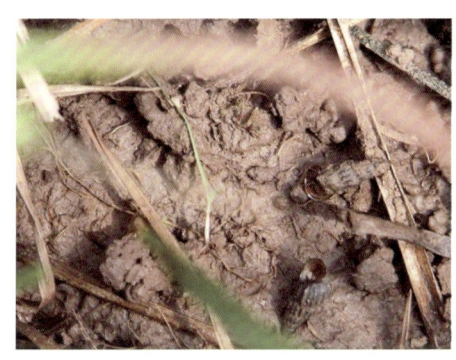 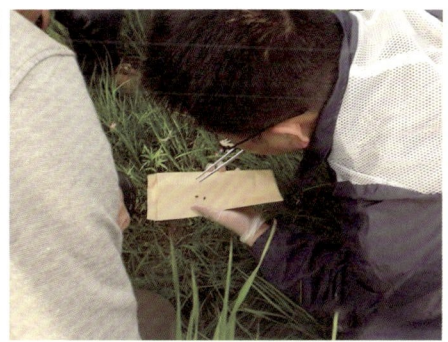

自然环境中的钉螺

③接触疫水：在流行区，居民因各种生活和生产活动接触疫水而感染，如捕鱼、打草积肥、游泳、洗物、洗脚等。赤足在含尾蚴的疫水中行走，短短10秒钟尾蚴即可从皮肤侵入引发感染。尾蚴侵入数量与水源污染程度、皮肤暴露面积、接触疫水时间和次数成正比。除皮肤外，尾蚴也可在饮用生水时从口腔黏膜侵入体内。

（3）易感人群：普遍易感，居民的感染率与当地钉螺受染率成正比。患者以渔民、农民为多，尤以15～30岁的青壮年因反复接触疫水而感染率较高。男多于女，夏秋季感染者最为多见。儿童与非流行区人群一旦遭受大量感染可产生一定的抵抗力，对再感染的耐受力并不完全，因而重复感染经常发生。

（二）血吸虫病流行区

1. 流行区

新中国成立后的1956—1957年，国家对血吸虫病进行了全面普查，结果表明，我国血吸虫病流行区遍及长江流域及长江以南的江苏、浙江、安徽、江西、湖南、湖北、四川、云南、福建、广东、广西、上海等12个省、自治区、直辖市的350个县（市、区），患病人数约有1160万人，受威胁的人口在1亿以上。其中，除湖北到上海的长江中下游流行区基本连成一片外，其余均呈分散、隔离状态。

经过70多年的有效防治，中国大部分流行区已消灭或控制了血吸虫病。至1995年，已有广东、上海、福建、广西、浙江5省（自治区、直辖市）阻断了血吸虫病的传播。至2003年，未控制流行的尚有7个省的110个县（市、区）、1066个乡镇，主要分布在水位难以控制的江湖洲滩地区（湖南、湖北、江西、安徽、江苏）和人口稀少、经济欠发达、环境复杂的大山区（四川、云南）。2023年，全国451个血吸虫病流行县中尚有97个未达到血吸虫病消除标准。这些未达到消除标准的流行县主要集中在湖区。这些地区由于血吸虫病传染源种类多、中间宿主钉螺分布广、流行因素复杂等，综合防控措施稍有松懈，疫情便会卷土重来。同时，随着我国对外交往、人员交流越来越频繁，输入性寄生虫病的风险逐渐显现。

2. 流行区类型

湖沼型（主要分布在长江中下游5省）、山丘型（主要分布在云南、四川及江西部分地区）、水网型（主要分布在江苏内河地区）。

一、认识血吸虫病

（三）血吸虫病危害

1.血吸虫病是人畜共患的寄生虫病，主要由皮肤接触含尾蚴的疫水而感染，血吸虫成虫寄生在肠系膜静脉，虫卵沉积于肠壁及肝脏，急性期以发热、肝脾大、腹痛、腹泻、血中嗜酸性粒细胞显著增多为特征，慢性期症状多不明显，晚期发展为肝纤维化（肝硬化），以门脉高压症、巨脾和腹腔积液为主要临床表现。人得了血吸虫病后，会严重损害身体健康，造成劳动力下降，影响生产；急性或慢性病人若不及时治疗或治疗不彻底，血吸虫在人体内不断产卵，释放毒素，使肝脏、脾脏受到损害，发展到晚期可危及生命；妇女得了此病，严重的会影响生育；儿童患了这种病，影响生长发育，严重者患"侏儒症"。

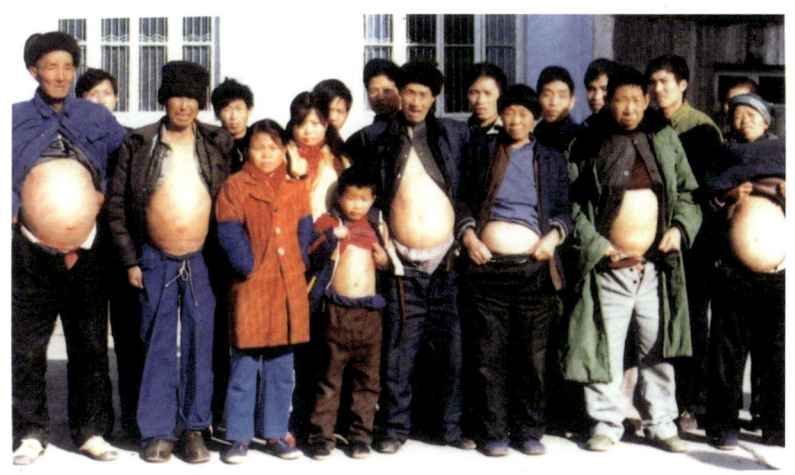

晚期的血吸虫病病人

2.《中华人民共和国传染病防治法》规定血吸虫病按乙类传染病进行管理。

007

二 亲切关怀

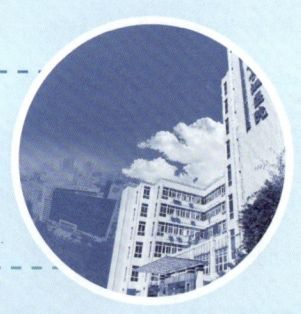

新中国成立后,党和政府高度重视血防工作,在水利部的领导下,长江委党组和历任领导认真落实党中央、国务院关于消灭血吸虫病的指示,深入血防疫区和基层一线调查研究,走访慰问血吸虫病人,关心职工群众,把血吸虫病防治与防汛作为两件民生大事来抓,在流域规划和流域治理中稳步推进血吸虫病防治工作,维护人民群众福祉。

二、亲切关怀

（一）领袖关怀

1. 1955 年，毛泽东发出"一定要消灭血吸虫病"的号召，在翌年的最高国务会议上再次强调"全党动员，全民动员，消灭血吸虫病"。

《七律二首·送瘟神》是毛泽东在 1958 年 6 月 30 日《人民日报》上读到余江县消灭了血吸虫的消息后写下的组诗，其诗文如下：

读六月三十日《人民日报》，余江县消灭了血吸虫。浮想联翩，夜不能寐。微风拂煦，旭日临窗，遥望南天，欣然命笔。

其一

绿水青山枉自多，华佗无奈小虫何！
千村薜荔人遗矢，万户萧疏鬼唱歌。
坐地日行八万里，巡天遥看一千河。
牛郎欲问瘟神事，一样悲欢逐逝波。

其二

春风杨柳万千条，六亿神州尽舜尧。
红雨随心翻作浪，青山着意化为桥。
天连五岭银锄落，地动三河铁臂摇。
借问瘟君欲何往，纸船明烛照天烧。

毛泽东主席在《七律二首·送瘟神》诗的"后记"中写道："就血吸虫毁灭我们生命而言远强于过去打过我们的任何一个或几个帝国主义。

八国联军，抗日战争，就毁人一点来说都不及血吸虫。"

2. 防治地方病，为人民造福。

邓小平（1984年）

3. 控制和消灭血吸虫病是疫区各级政府义不容辞的责任。

江泽民（1989年）

4. 做好血吸虫病防治工作关系到人民的身体健康和生命安全，关系到经济社会发展和社会稳定。

胡锦涛（2004年）

5. 重视重大疾病防控。这是保障人民健康的关键一环。要优化防治策略，最大程度减少人群患病。对艾滋病、结核病、乙肝、血吸虫病等传统流行重大疾病，要坚持因病施策、各个击破，巩固当前防控成果，不断降低疫情流行水平。

习近平总书记在全国卫生与健康大会上的讲话（2016年8月19日）

（二）关心、指导

"各级水利部门要加强对血防工作的领导，要有专人抓，水利部由一位副部长抓，各省厅也要指定一名厅领导抓，指定专门机构，长江水利委员会要配备4～5人专门抓血防工作。"

1991年12月，杨振怀部长在岳阳全国血防会议上与水利代表座谈时指出

"委属职工血防问题一定要列入重要议事日程，救命第一，保证资金投入，确保九七年达标。"

1994年，钮茂生部长在听取长江委血吸虫病防治工作汇报后批示

"'救命第一'，有什么能比奋战在水利事业第一线的长江治水人的生命更重要的呢？"

长江委党组

"防汛和血防"是两件人命关天的大事，都要抓紧抓好。

长江委党组

《水利部血吸虫病防治规定（试行）》（1991年）

水利部

青山着意化为桥　长江委血吸虫病防治 70 年回顾

部领导

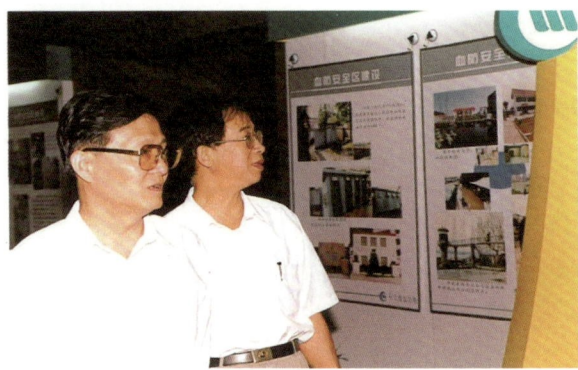

时任水利部部长钮茂生视察长江血防工作

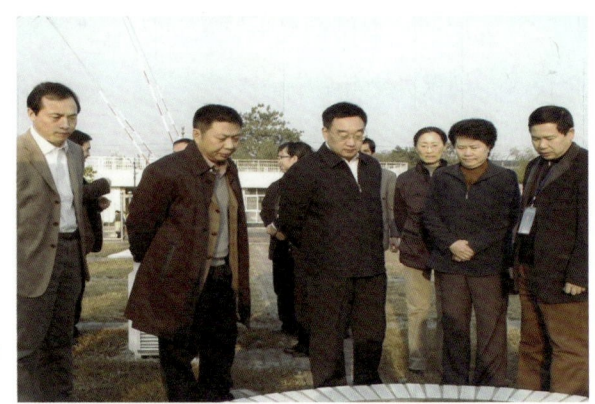

时任水利部部长陈雷检查湖北省水利血防工作

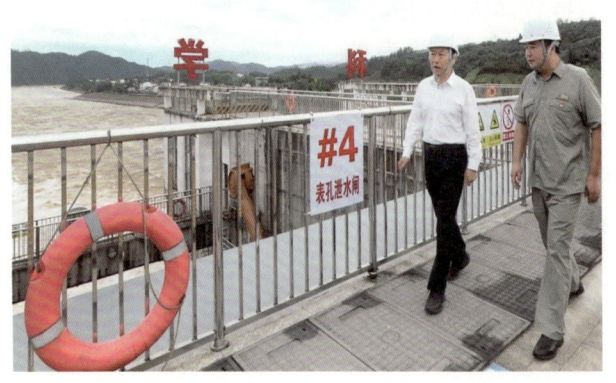

2024 年 7 月，李国英部长调研江西昌江浯溪口水利枢纽，指导防汛、血防等工作

二、亲切关怀

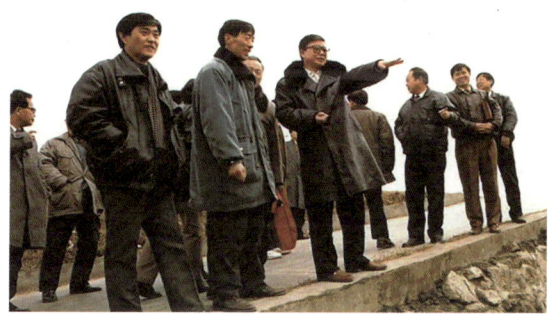

时任水利部副部长周文智在水文荆江局检查、指导血防工作

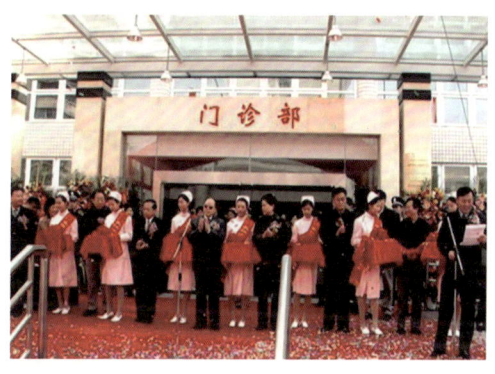

时任水利部纪检组组长刘光和为长江医院（血吸虫病防治监测中心）新楼剪彩

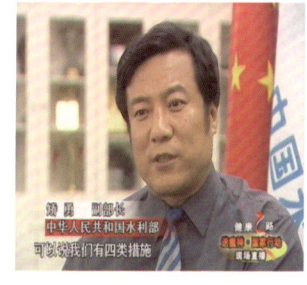

时任水利部副部长矫勇接受中央电视台专访：畅谈水利血防

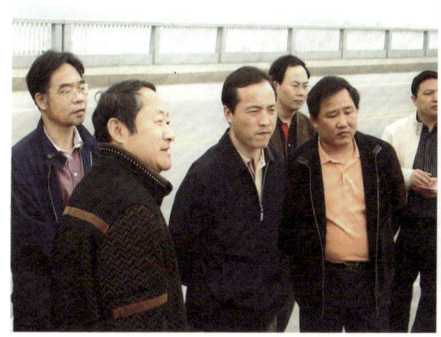

时任水利部总规划师周学文检查长江流域血防工作

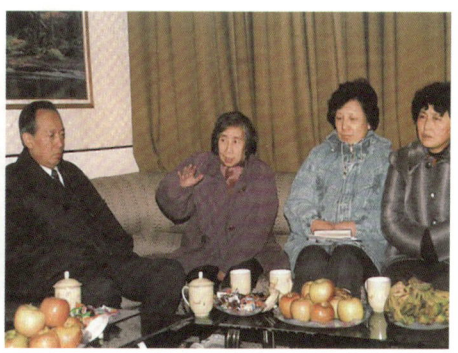

盖国英、焦德生、陈炜莹等领导检查、指导血防安全区建设

 青山着意化为桥　长江委血吸虫病防治 70 年回顾

委领导

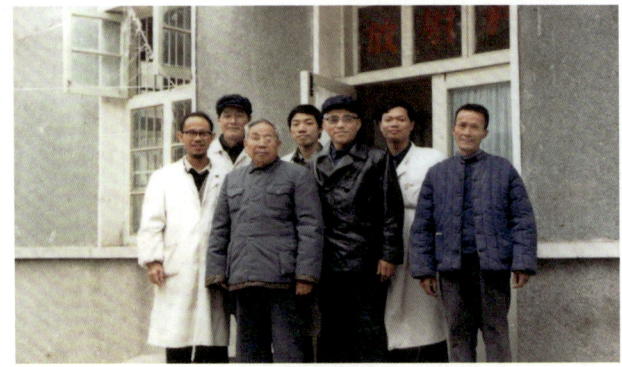

长江委原主任林一山检查长江医院血吸虫病治疗工作，并与医务人员合影

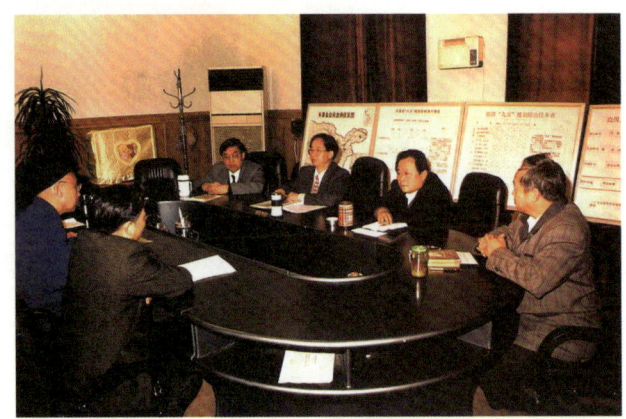

长江委党组专题研究长江委血防工作（1997 年）

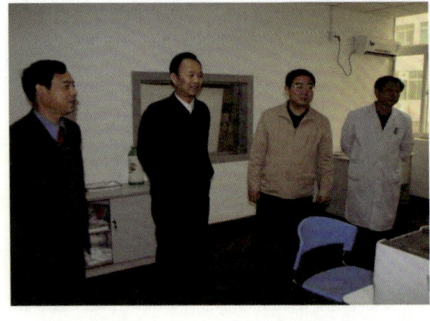

时任水利部党组成员、长江委党组书记周保志调研指导长江医院血防工作

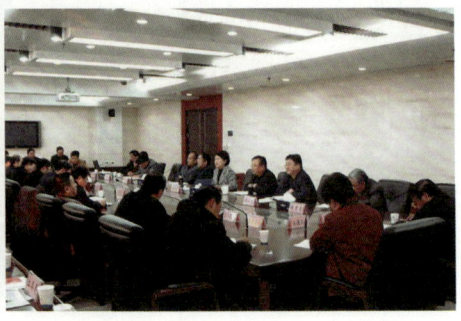

长江委党组专题研究长江委血防工作（2007 年）

014

二、亲切关怀

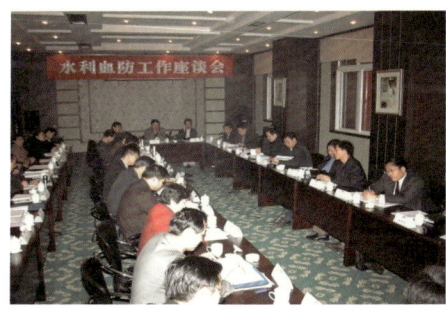
时任长江委主任魏山忠主持水利血防工作座谈会

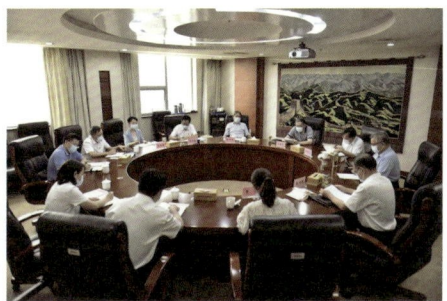
长江委党组专题研究传染病预防及水利血防工作（2020年）

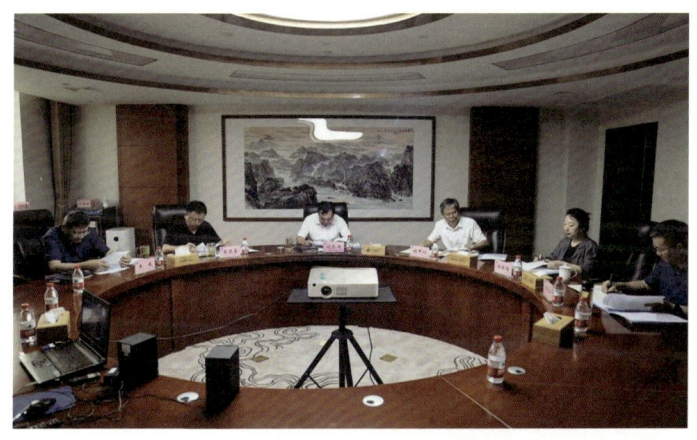
长江委党组学习党的二十大精神，增进民生福祉，提高职工生活品质（2024年）

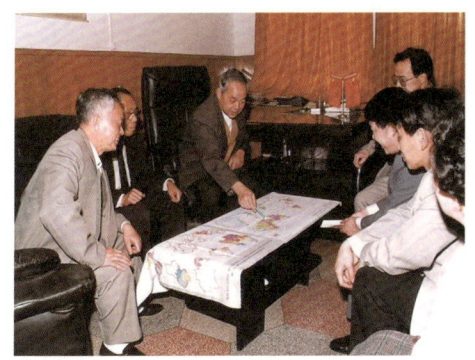
长江委血防领导小组研究血吸虫病防治规划和达标工作

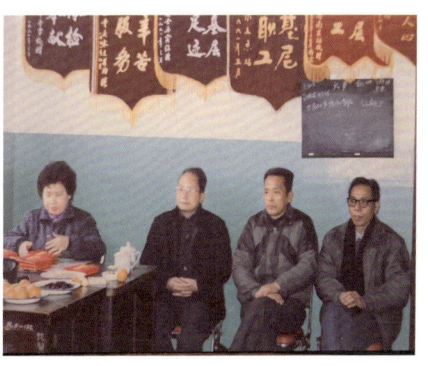
委属各级单位建立防治机构

青山着意化为桥 长江委血吸虫病防治70年回顾

（三）慰问

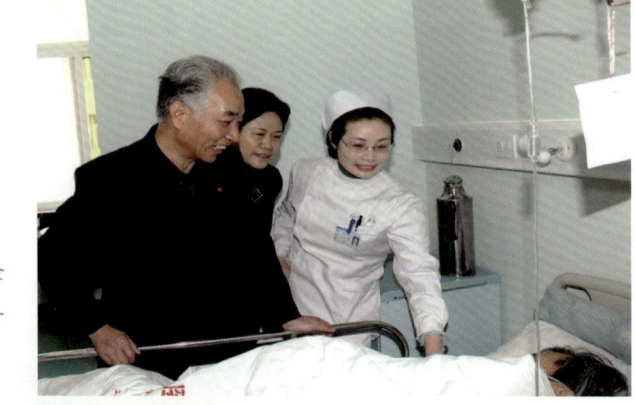

时任水利部部长汪恕诚检查长江委长江医院血防工作，并看望患病职工

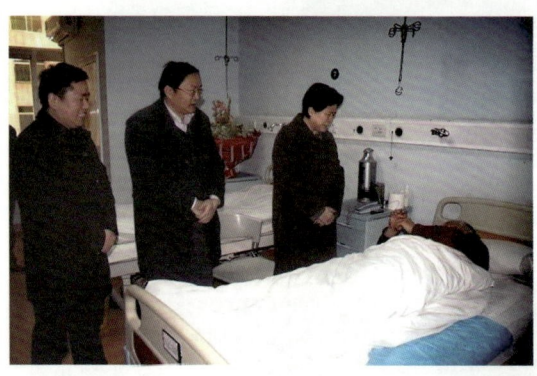

时任长江委主任蔡其华一行在长江医院看望患病职工

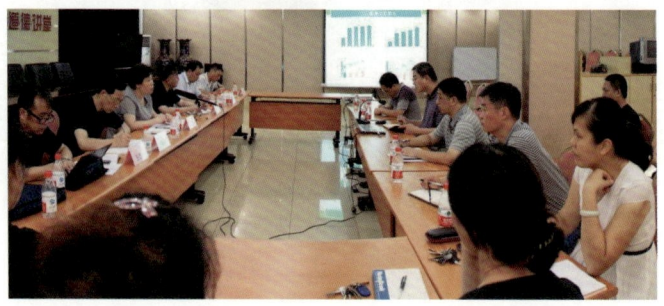

时任长江委主任刘雅鸣一行到长江医院调研血防工作，并看望患者、慰问职工

二、亲切关怀

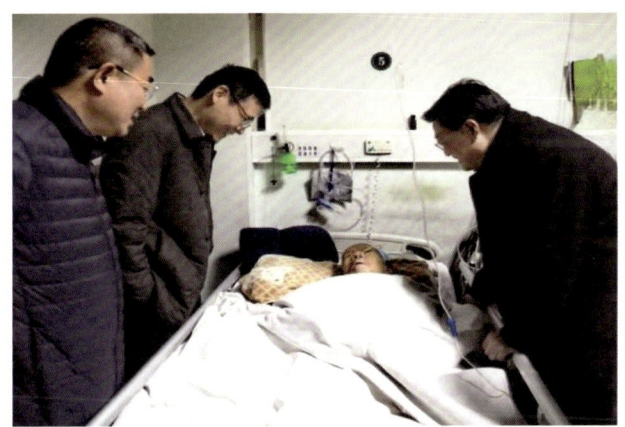

时任长江委主任魏山忠一行在长江医院看望患病职工

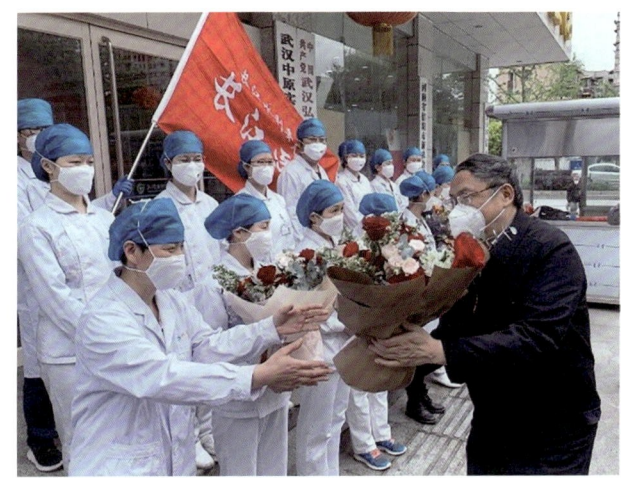

时任长江委主任马建华向完成防疫任务凯旋的医务人员献花

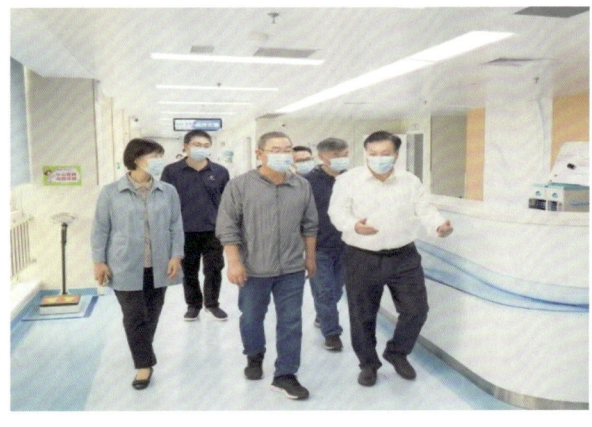

长江委主任刘冬顺一行检查长江医院疾病预防和血防工作，并慰问职工

青山着意化为桥 长江委血吸虫病防治 70 年回顾

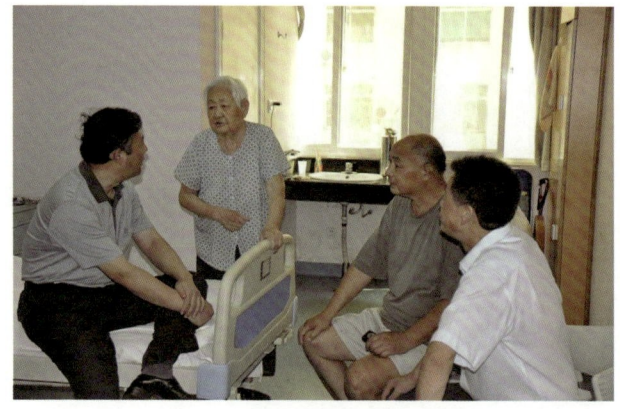

时任长江委副主任熊铁一行在长江医院看望患病职工

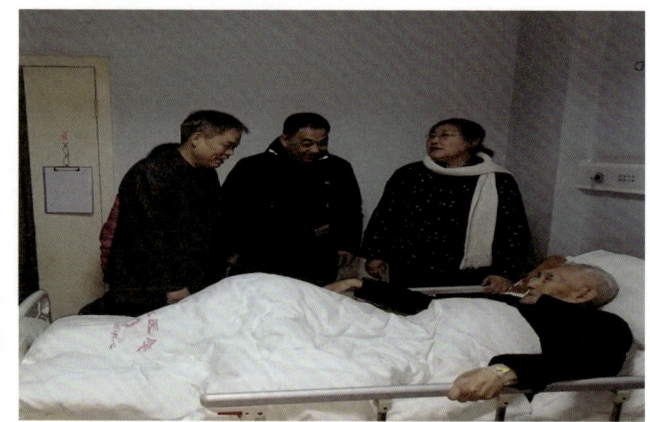

长江委副主任胡甲均一行在长江医院看望患病职工

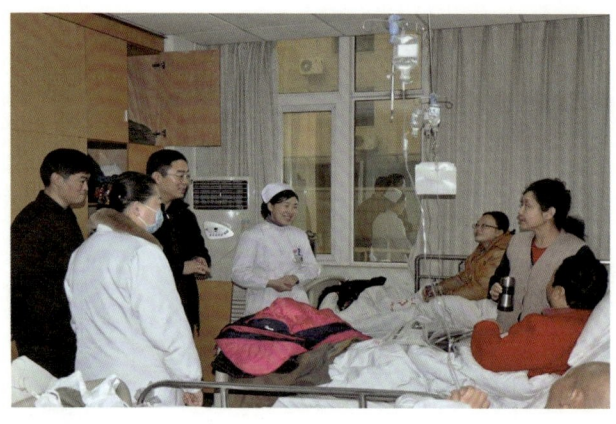

长江医院领导看望病人

三 吹响号角

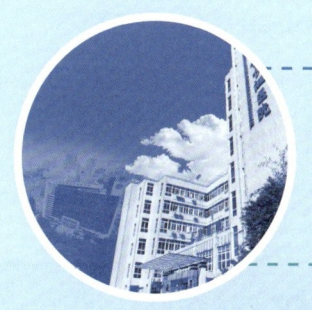

血吸虫病是一种具有寄生性、地方性和自然疫源性的重大传染病,也是一种人畜共患寄生虫病,除人外,还有40余种哺乳动物能够感染血吸虫。众多的传染源和重复感染给血吸虫病控制工作带来了极大困难。

（一）国家部署

新中国成立后，党中央和毛泽东主席都十分关心血吸虫的防治工作。

1950年4月21日，中央人民政府卫生部发出《关于血吸虫病防治工作的指示》，组织相关专家开展人员培训、宣传以及相关研究工作。

1951年10月召开的中国人民政治协商会议第一届全国委员会第三次会议上，不少代表提出要重视血吸虫病防治问题。

1953年，中央人民政府卫生部召开了全国血吸虫病防治专业会议，要求各流行区必须重视血吸虫病问题，加强调查与防治工作。

1949—1955年，全国血防区相继建立了专业防治机构和防治队伍，为全面开展血吸虫病防治工作做好了准备。

1955年11月，毛泽东专门听取卫生部关于防治血吸虫病情况的汇报，并指示卫生部"要把消灭血吸虫病作为当前的政治任务"。中共中央根据毛泽东的提议，迅速成立了中央防治血吸虫病九人领导小组。

1956年1月，中共中央公布了《全国农业发展纲要（草案）》；同年2月17日，毛泽东在最高国务会议上又发出"全党动员，全民动员，消灭血吸虫病"的号召。次年4月，国务院发布了《关于消灭血吸虫病的指示》。

《全国农业发展纲要（草案）》的公布和毛泽东的号召，以及国务院的指示，成了全党全民向血吸虫病开战的动员令，并正式拉开新中国全面防治血吸虫病的序幕。

血吸虫病防治是一项系统的综合性事业，需要卫生、水利、农业、林业等各种措施相互配合、综合治理。

（二）水利血防

一直以来，我国各级政府和水利等相关部门非常重视水利血防工作。水利血防由工程措施和非工程措施组成。工程措施是通过在血吸虫病流行区开展实施江湖治理、堤防建设、节水灌溉、人畜饮水和小流域综合治理等水利工程，改变钉螺孳生环境，控制钉螺的孳生、繁殖和扩散；非工程措施有蓄水灭螺、健康教育、从业人员个人防护，以及水利行业职工防治等内容，其目的是控制和切断血吸虫传播，减少人群和家畜感染血吸虫病。

1. 规划引领

1952年12月，中央人民政府卫生部致函水利部，建议中南有关水利单位在兴修洞庭湖水利工程中会同中南卫生部及湖南省卫生厅共同研究防制血吸虫病问题；次年，水利部要求中南水利部、长江水利委员会在拟定工程计划与施工时应与有关防疫部门密切联系研究，并将具体措施报部备查。

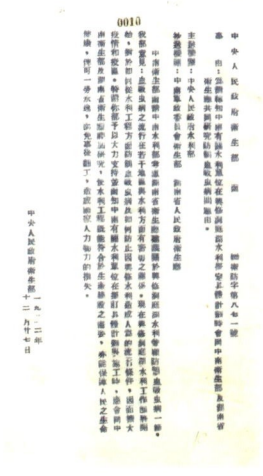

卫生部与水利部协调血防工作

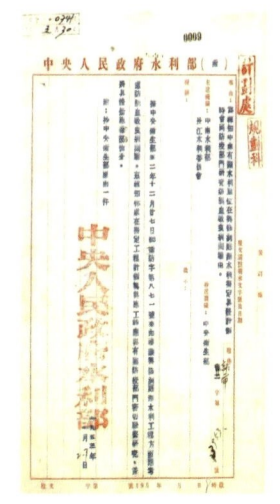

水利部要求长江委做好血防工作

中央人民政府卫生部 函（52）卫防字第八七一号

事由：急请转知中南有关水利单位在兴修洞庭湖水利拟定具体计划时会同中南卫生部及湖南省卫生厅共同研究防制血吸虫病问题由。

主送机关：中央人民政府水利部

抄送机关：中南军政委员会卫生部湖南省人民政府卫生厅

中南卫生部函请中南水利部考虑湖南省卫生厅建议关于兴修洞庭湖水利兼顾防制血吸虫病一节。我部意见：血吸虫病之流行在若干地区与水利方面有密切之关系。现在兴修洞庭湖水利工作即将开始，对于如何从水利工程方面防制血吸虫病及如何防止因兴修水利造成人为的流行条件，因而扩大疫情和疫区。特请你部予以大力支持并函知中南有关水利单位在拟订具体计划与施工时，应会同中南卫生部及湖南省卫生厅详加研究，使水利工程既能符合于生产建设之需要，亦能保障人民之生命健康，俾可一劳永逸，而免事后翻工，造成国家人力物力的损失。

中央人民政府卫生部
一九五二年十二月廿七日

中央人民政府水利部（函）

事由：为转知中南有关水利单位在兴修洞庭湖水利拟定具体计划时会同防疫部门研究防制血吸虫病问题由。

主送机关：中南水利部、长江水利委员会

抄送机关：中央卫生部

批示：接中央卫生部五二年十二月廿七日（52）卫防字第八七一号来函建议兴修洞庭湖水利工程方面应考虑防制血吸虫病问题。兹转知你处在拟定工程计划与施工时应与有关防疫部门密切联系研究，并将具体措施报部备查。

三、吹响号角

附：抄中央卫生部原函一件

中央人民政府水利部

一九五三年一月廿七日

1953年，水利部要求中南有关水利单位在兴修洞庭湖水利工程中应会同中南卫生部及湖南省卫生厅共同研究防制血吸虫病问题。同年8月，长江水利委员会规划和计划部门先后制定和核批岳阳渔湖消灭血吸虫试验工程计划任务书、岳阳楼西湾蓄洪及垦殖工程计划任务书，并督导实施。

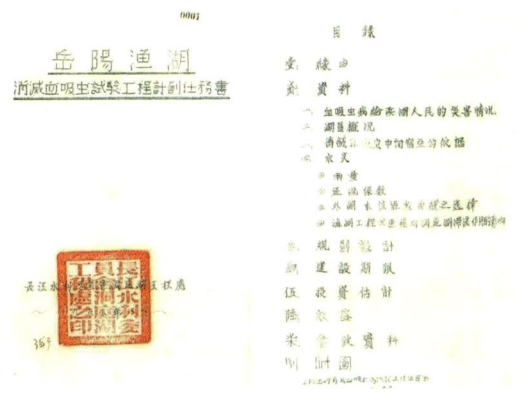

岳阳渔湖消灭血吸虫试验工程计划任务书

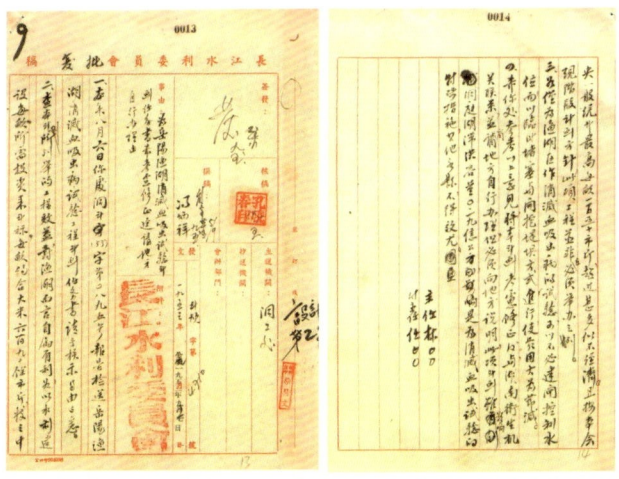

长江委对岳阳渔湖消灭血吸虫试验工程计划任务书的核批文

 长江委血吸虫病防治 70 年回顾

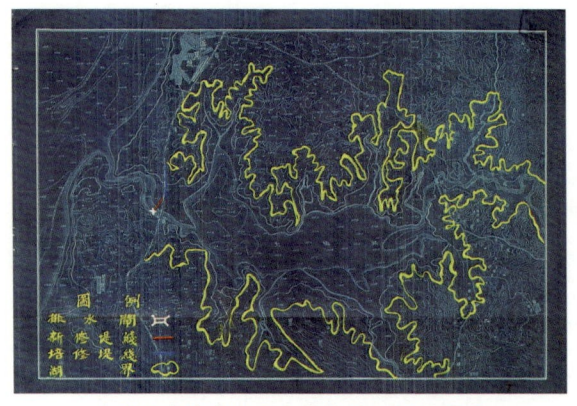

岳阳渔湖消减血吸虫病试验工程位置图

1959年完成的《长江流域综合利用规划要点报告》将血吸虫病防治作为流域综合治理任务之一，并提出了水利灭螺规划。

1989年，水利部根据中央有关血防工作的精神要求，成立了血防工作协调小组，编制血防规划，要求在江河、湖泊综合治理以及农田基本建设中进一步加强水利血防工作。

1990年经国务院批准的《长江流域综合利用规划简要报告（1990年修订）》，将血吸虫病防治与水资源保护、环境影响评价并列为水资源与环境保护的三大内容之一。

2006年4月1日颁布的《血吸虫病防治条例》明确水利部门职责：负责将结合水利工作开展灭螺纳入大江大河大湖治理规划，在血吸虫病流行区实施大型水利建设项目时，将血吸虫病防治设施建设纳入项目内容，一并设计，一并施工；结合人畜饮水、灌区改造、水流域治理、微型水利工程、山区集雨节水灌溉、农田节水灌溉等项目，改善农村水环境，防止疫区钉螺孳生。

2. 水利民生

水是构成血吸虫病传播的重要环境因素。广大水利职工在血吸虫病流行区通过水利工程建设，改善当地的水环境条件，有效防止钉螺孳生，综合治理血吸虫病。同时，水利行业人员在工作中不可避免地频繁接触含有血吸虫尾蚴的水体，这种水体一旦接触10秒钟后即可染病，因此广大水利行业职工频繁遭受血吸虫病侵袭，感染严重。

据不完全统计，长江流域水利工作人员历史累计血吸虫患病人数约为3.7万人，一度占人员总数的38%。因此，血吸虫病是长江流域水利行业职工的一种"职业病"。

长江水利委员会有105个基层单位分布在长江流域各省（自治区、直辖市）沿岸，约3800余人工作生活在血吸虫病重疫区；每年有8000余人次在疫区从事水利勘测设计、水文测量、水环境监测、水政执法、抗洪抢险等水利工作。1989年统计感染率高达13.7%，有2113人患血吸虫病；洞庭湖基层单位感染率27%～45%，有的水文站感染率100%；重复感染率高，约为60%，最多病原学治疗8次；晚期患病率高，约为5.9%，死亡率高，历史累计因血吸虫病死亡109人，远高于其他工伤事故。

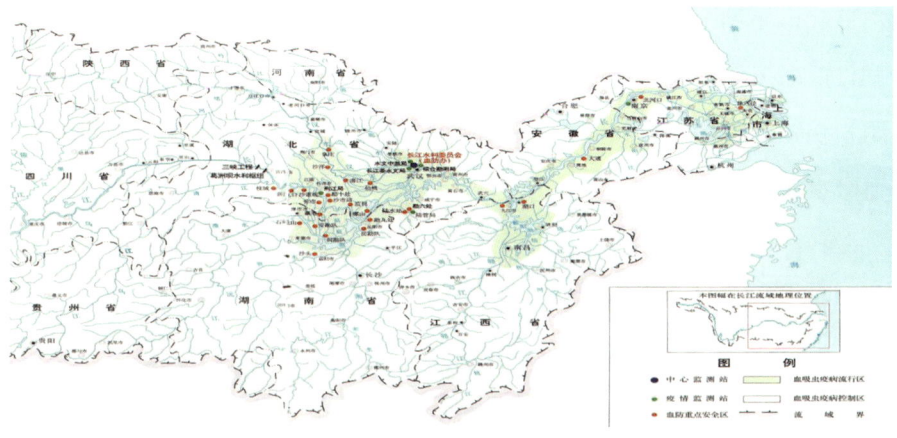

长江水利委员会血吸虫病分布图

在水利部的正确领导下，历年来长江委都把防汛和血吸虫病防治作为两件天大的事来抓，先后成立了领导小组、专业防治机构，组建队伍，形成了党政领导、部门配合、全民参与的工作机制，吹响了全员动员、全员参与、齐送"瘟神"的号角。

（1）建诊疗场所

①长江医院：初期的医务所（1950—1954年）只有3人10张床，

1954年冬成立长江医院：一座红色三层楼，设有内科、外科、妇科、儿科、五官科、传染科、手术室、放射科、化验室、心电图和超声室等，病床一度达300张。2005年3月，长江医院搬迁到新院区。

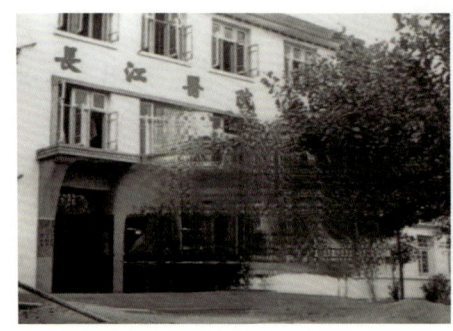
20世纪50—90年代的长江医院

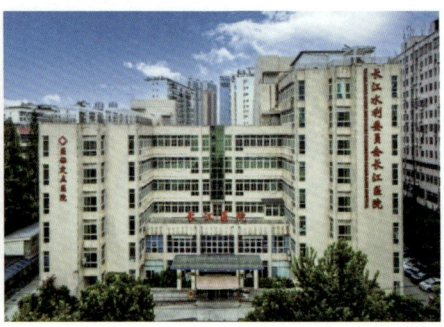
今天的长江医院（血吸虫病防治监测中心）

②长江疗养院：1956年8月，中华全国总工会批准兴建长江疗养院，选址武昌东湖，设计床位100张，任务是帮助职工群众恢复健康，使其早日返回工作岗位，参加社会主义建设。疗养院于1957年竣工，次年使用，初期以收治结核病病人为主，1960年始转型为综合疗养院，并收治血吸虫病人。

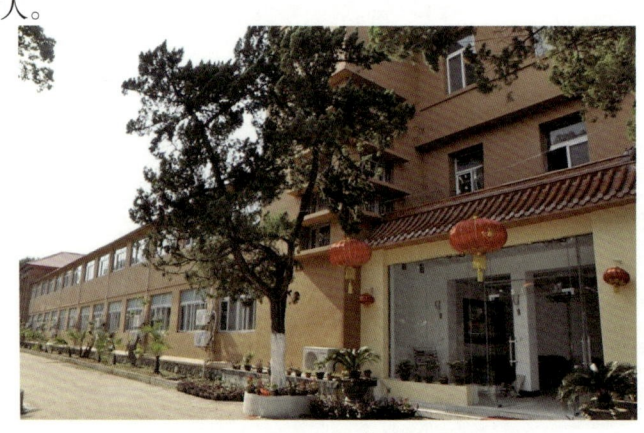
20世纪的长江疗养院综合楼

③陆管局职工医院：建于1959年，初期服务建设者约2万人，医技人员曾达200余人；1998年长江委血防办在该院成立二级疫情监测站，其主要职责是协助长江委血吸虫病防治监测中心做好赤壁市疫区的查治

病、查灭螺、外来输入及血吸虫复燃调查工作，开展健康教育活动、监测等。

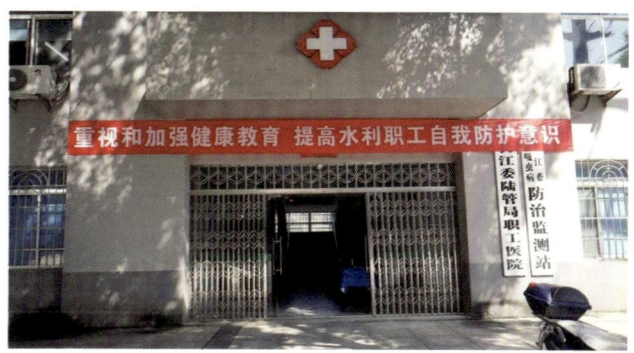

原陆管局职工医院

（2）成立血防组织

①成立血防领导小组。在水利部血防协调小组领导下，长江水利委员会血防领导小组于1990年成立，并设立血防办公室，组建了四级防控机构网络。

组织机构图：长江水利委员会血防领导小组（人劳局、财务局、计划局、长江工会、长江医院、血防办公室）—二级局（院、校）血防领导小组（工会或人劳处）—三级处（局）血防领导小组（工会或人劳科）—四级基层水文站、队（基层水文站、队兼职血防员）。

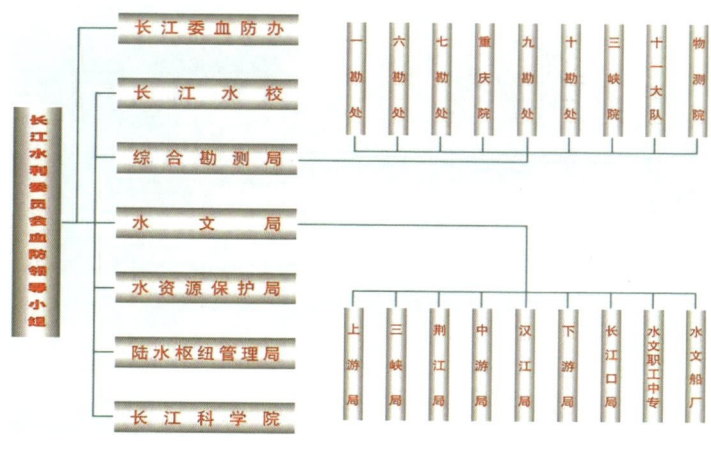

组织机构图

青山着意化为桥 长江委血吸虫病防治70年回顾

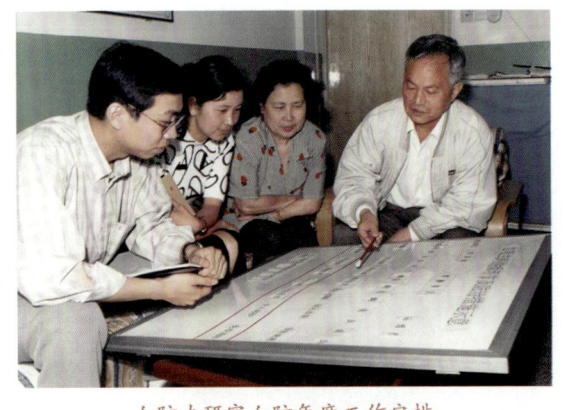

血防办研究血防年度工作安排

1997年有血防组织机构59个，从事专兼职血防工作人员344人，其中血防办公室专责专职负责血防工作。

②专业防治机构：建委以来，血吸虫病防治工作一直由长江医院等负责，血吸虫病防治监测中心成立后其用房与长江医院综合楼合建，于2004年底落成。中心占用建筑面积1800平方米，设34张住院床位，人员30人，投资500万元，具备血吸虫病监测、预警、预测、疫情处置、信息的收集整理与分析，以及血防项目和水利工程的血防技术指导及评审论证的能力，开展了流行病学调查与研究，查病治病，查螺灭螺，环境监测，宣传培训，推广科技成果和新技术、新方法，以及健康教育等工作，具备了突发事件应急处置的能力。

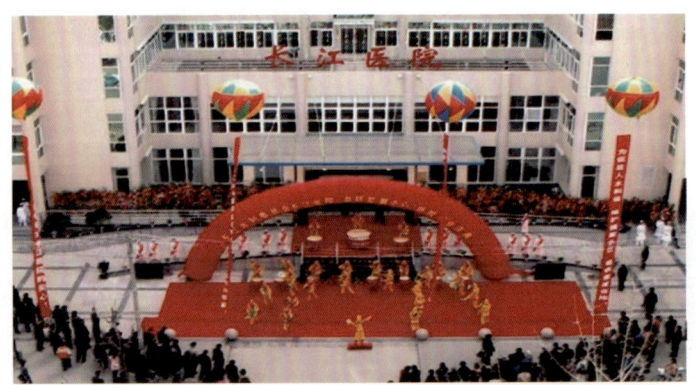

长江医院（血吸虫病防治监测中心）开业庆典

（3）加大血防经费投入

设立血吸虫病防治专项经费，并以水利"血吸虫病防控"项目专项持续保障经费投入。

四 艰难历程

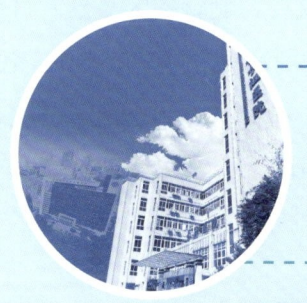

血吸虫病是长江流域流行范围广、时间长、危害重的地方病之一。防治血吸虫病事关人民群众福祉和经济社会发展。新中国成立后，流域人民积极响应"一定要消灭血吸虫病"的伟大号召，与血吸虫病展开了艰苦卓绝的斗争。

新中国成立后的血吸虫病防治历程主要分以下三个阶段：

（一）第一阶段：20世纪50年代—80年代初，以消灭钉螺为主

钉螺是日本血吸虫的唯一中间宿主。钉螺一旦被血吸虫感染，就会成为血吸虫迅速繁衍增殖的摇篮。随着钉螺的移动，血吸虫不断散播开来；因此，要消灭血吸虫病，首先就要控制钉螺的蔓延。钉螺和血吸虫一样古老，广泛分布在亚热带、热带的淡水湿地环境当中。没有了钉螺，血吸虫就失去了繁育和生息的一环；因此，发现和消灭钉螺就可以阻断血吸虫的生命周期，有效地遏制这种疾病的传播。

1. 国家行动

1950年8月，全国卫生会议提出了以预防为主的防控方针，因为缺乏有效的治疗药物，本阶段的防控策略以消灭钉螺为主。

1951年党中央决定成立中共中央血防小组，专门领导血防工作。预防血吸虫病的群众运动蓬勃兴起。1953年国务院下文，令各省、市、县都要建立血吸虫病防治机构。1955年底，中共中央防治血吸虫病领导小组成立。但限于人力、物力和缺乏明确的防治方针、规划等，直到1955年，全国各地防治血吸虫病的成效相当有限。

1956年1月，国家公布了《全国农业发展纲要（草案）》，在严重威胁人民群众的流行病中，血吸虫病排在了第一位。与此同时，一个系统的血防体系也建立了起来，在中央成立了全国防治血吸虫病领导小组之后，各地也建立了血吸虫病防治机构，在农业生产合作社和工厂设置了血吸虫病防治小组，在各级机构的动员下，一场对抗"瘟神"的人民

战争轰轰烈烈地拉开了序幕。

毛主席发出"一定要消灭血吸虫病"的号召后,全国各地紧密结合农业生产和兴修水利,采取"开新填旧、土埋灭螺"等综合防治措施,掀起了轰轰烈烈的消灭血吸虫的运动。只要有钉螺的地方就有浩浩荡荡的灭螺大军在挥锹、在铲土、在喷药、在灭螺,群众性的灭螺运动如火如荼。

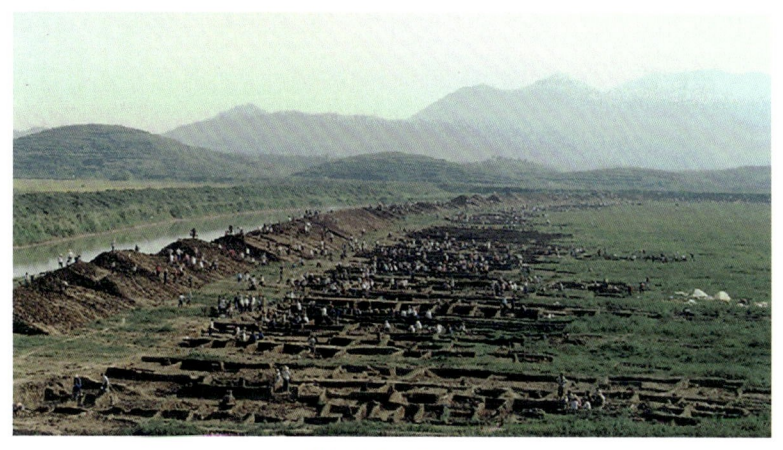

群众性的灭螺运动

1956年,中央防治血吸虫病九人领导小组在上海先后召开了第二次、第三次全国血吸虫病防治工作会议,通过了《关于第三次全国防治血吸虫病会议的报告》。1957年,中共中央发出了《关于保证执行国务院关于消灭血吸虫病指示的通知》,为全国各地消灭血吸虫病的工作提供了科学规划和组织保障。

1956年,广东寄生虫学专家陈心陶教授明确提出了照搬西方以药物灭螺的方法不适合中国,不仅耗费大,而且难以获得预期效果,他主张结合农田水利建设,用深翻、土埋和水淹的办法改变钉螺的生存环境来消灭钉螺;通过几年摸索逐步明确了中国治理血吸虫病的初步思路——不能简单依靠药物,而应当采取多管齐下综合治理的策略来控制血吸虫病的蔓延。

1957年，全国各地收到的《农业发展纲要》下达了明确的指示："在七至十二年间消灭血吸虫病"。尽管后来事情的发展证明这一指示显得过于乐观，不过毫无疑问的是，这项指示在全国掀起了一场旨在消灭血吸虫病的大规模群众运动。

江西余江县通过"开新填旧灭螺大会战"，首创了"开新填旧、截弯取直"和"结合水利基本建设消灭钉螺"的灭螺新举措。经过送"瘟神"运动，1958年6月30日，《人民日报》第七版专栏发表文章《第一面红旗——记江西余江县根本消灭血吸虫的经过》，江西余江县首先根除了血吸虫病，给祖国血吸虫病防治史上增添了新的一页。

余江县的成功无疑鼓舞了其他血吸虫疫区的人民群众，也鼓舞了指挥血吸虫病防治工作的领导部门。1958年，随着"大跃进"运动的兴起，各地的血防工作也和这场大规模运动结合起来，动员起来的群众开展了大量工作，以期尽快消灭血吸虫病。

由于1958年以后的浮夸风等原因的影响，疫情在1959年以后出现了反弹，而且1960年以后的卫生机构精简也带来了不利的影响。血吸虫疫情的反复迫使全国范围内重新加强对于血吸虫病的防治工作。1962年5月到7月，第八次全国防治血吸虫病工作会议在上海召开。这场会议总结了1955年以来血防工作的成绩、经验和教训，制定了新的《防治血吸虫病工作条例（草案）》（也被称为"血防33条"）。

1963—1966年，因贯彻全国第八次血防会议制定的《防治血吸虫病工作条例》和第九次血防会议提出的"集中力量，抓住重点，搞一块，清一块，巩固一块，分期分批地扩大消灭范围，逐步实现消灭整个地区的血吸虫病"方针，全国各地血吸虫病防治工作有了新的起色。

伴随经济恢复，血防宣传得到了更多的重视。时任中央血防小组组长的魏文伯同志写下了《送瘟神三字经》以传世。

四、艰难历程

《送瘟神三字经》

血吸虫，害人精。粪中卵，要小心。

粪入水，卵变形。长毛蚴，钻螺身。

繁殖快，尾蚴成。人下水，尾蚴侵。

染了病，祸害深。男不长，女不生。

体无力，腹水盈。田地荒，无人耕。

旧社会，无人村。血泪史，留至今。

新社会，传佳音。党号召，送瘟神。

断病根，要认真。搞防护，不可轻。

粪管好，肥成金。杀虫卵，用力勤。

饮用水，要分明。灭钉螺，誓不停。

灭一块，一块清。学愚公，毅力深。

除害尽，才甘心。快治病，早除根。

身体好，劳力增。人添寿，五谷登。

看杨柳，条条青。山河美，万年春。

1965年，科教纪录片《送瘟神》制作完成，影片具体介绍了血吸虫病的发生以及治疗的方法，并且反映了新中国成立以后各地血防工作取得的成就。1966年初，《送瘟神》连同1961年制作的故事片电影《枯木逢春》一起送往疫区各地免费播放。

1966—1969年，由于"文化大革命"影响，血防工作进展又趋缓慢。1970年，党中央相继发出2号和49号文件，要求疫区各级党委和政府发动群众，掀起再送"瘟神"热潮。中共十一届三中全会后，血防工作走上稳步、扎实、健康发展的轨道。

血防工作的主要责任在地方人民政府，地方人民政府实行行政首长责任制。

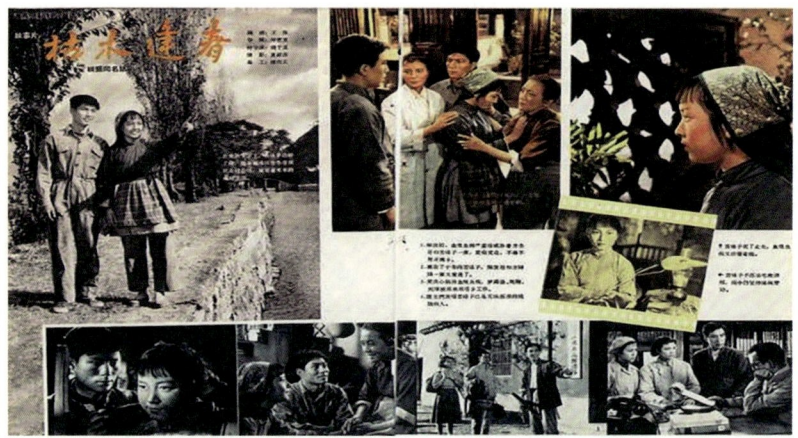

《枯木逢春》剧照

2. 水利血防

1949年11月，国家确立了"防止水患，兴修水利，以达到大量发展生产的目的"的水利建设基本方针。中共中央中南局对长江的治理提出了"兴利除害"和"治标与治本相结合"的方向性指示。

长江委成立后，积极贯彻上述方针和指示，明确当时的中心任务是堵口复堤，加强堤防建设，防止洪水灾害，同时积极探讨研究长江的治理计划。在以防洪为中心的治江三阶段的战略方针指引下（第一阶段以培修加固堤防为主；第二阶段以兴建平原分蓄洪工程为主；第三阶段兴建山谷水库拦洪，达到最后降低长江水位至安全水位的目的）。经过近两年的努力，到1958年长流规工作基本上完成，任务由以规划为主转变为以枢纽设计为中心结合进行规划的情况。职工队伍从1950年的2305人，增长到1955年底的5009人和1956年底的8325人，形成了政治工作、行政管理、规划设计、科学研究、勘测、水文等专业结构，且设计人员比重增加；大部分职工工作、生活在长江沿岸各省（自治区、直辖市），不仅分散，且有很大的流动性，常年行走在江河湖畔，涉水事件增多。

为保障职工健康,长江委党组充分发挥基层党组织的战斗堡垒作用、医疗机构和长江委血防人的作用,把防治血吸虫病融入到了防汛抢险、流域治理和水利工程建设中。

(1)坚持"预防为主"。

减少血吸虫病传播首先要掐断源头,阻止含有血吸虫卵的粪便进入水源。通过广泛开展的爱国卫生运动,卫生事业成为全江职工一项全员的事业。他们通过开展卫生宣传,大搞环境卫生、除四害工作,开展宣传教育,举办卫生讲座,在巡回医疗时举办小型展览等多种方式扩大教育宣传面。在城市建立了自来水厂,没有自来水的一线工地、站(点)挖了新井、新塘,并筑了井台、井圈,每口井设置了公用吊桶,对饮用的河水或井水漂精粉消毒,保证了职工群众用水安全;改厕、改卫生习惯,深入浅出地教育职工群众不在河塘里洗马桶,统一管理粪便,建造无害化粪池;在基层单位推行"粪缸集中、搭棚加盖、陈粪施肥"的办法。

长江堤内地势低洼,塘、堰、沟、坑渍水常年不干,是钉螺的良好孳生地。1956年春,长江委出台《关于消灭血吸虫病的初步规划》,在730千米荆江的修堤防汛中,推行填塘固基、开沟排水、变堤内禁脚水田为旱田等措施消灭钉螺,并结合血吸虫病的宣传教育和卫生管理,通过打井取水、水烧开和消毒后饮用,饮水井和洗衣洗菜的水塘严格分开,修建临时厕所、对粪便无害化处理,在开沟、消基、翻淤等工程中尽量采用水车、抽水机等设备将水抽干再施工等办法,不仅使沿堤居民减少了血吸虫病的威胁,使每年参与修堤防汛的民工约15万~20万人(在堤上工作的时间约3~6个月)不致感染血吸虫病,并减少了感染其他疾病的几率,还扩大了基本农田。此初步规划及实践经验,长江委致信流行区各省水利厅(局)请研究推广。

（2）开展查（灭）螺。

这个阶段，灭螺是最重要的目标之一，与水利相关的血防措施则是完成本阶段灭螺目标的主要措施之一，包括开新填旧、土埋填塘、环境改造等因地制宜结合水利工程的防治措施。

一是查钉螺，主要方法是系统抽样调查法和环境抽样调查法，以了解工作和生活区钉螺的分布密度和感染情况，为制定灭螺计划和考核灭螺效果提供科学依据。

二是灭钉螺，主要有以下几种方法。①物理灭螺：晒干河床、在河道铺无螺土、铲除有螺土层、填旧河开新河、塞洞穴、封石缝、拆修水码头、捕捉残余钉螺，以及土埋、垦种、蓄水养殖和火烧灭螺等。②化学灭螺亦即药物灭螺。③生物灭螺：利用钉螺的天敌或其他的生物直接消灭钉螺或破坏其种群平衡，达到灭螺目的。钉螺的天敌有鱼类、蟾蜍等动物。④生态灭螺：通过改善水产养殖的生态环境，阻断螺类的繁殖和生长。例如加强水质管理、增加水体流动性、维护水生植物等。

在20世纪50年代中后期，主要做法如下：一是药物消灭，即在水中大量投放药物消灭钉螺；二是改变环境，即改变自然环境来消灭钉螺。前者耗资相对较多，而后者需要较多劳动力；当时普遍采取了两条路并行的手段，但主要通过改变自然环境的方式来消灭钉螺。

（3）开展疾病预防和救治工作。

一是参与防汛和水利工程建设。1952年实施的荆江分洪工程是新中国成立后利用现代手段在长江上兴建的第一个大型水利工程，工程在4—7月春夏之交进行；工地上有8万人之多，疾病发病率较高，长江医院联合荆江分洪北闸医院工作75天，胜利完成任务。此后，针对汛期疾病防控工作，研判水系风险形势，落实各项防控措施，在历次防汛、应急处置中都有医务人员的身影。

二是组建巡回医疗队。医疗队随水利勘察、设计人员驻点云南虎跳峡工地（即四三三工地）、清江工地、南阳工地、太平溪工地、沙洋五七干校医务室、宜昌三斗坪和"九沟农场"、银莲湖农场、柳山湖农场和东西湖农场等地；在四川彭水工地、宜昌三三〇工地及沙市荆实站巡回体检。

三是成建制参与葛洲坝水利工程建设。1971年初，长江医院80%的职工转战葛洲坝工地，投入到建设万里长江第一坝的伟大事业中。

四是集中救治病人。在治病方面，采取设组驻点、就地治疗的办法，革新治疗技术，推行短程疗法，加快了治病进程；凡查出血吸虫病的职工，全部获得了治疗。

1960—1962年，长江委贯彻中央全党全民办农业精神，发动职工大办农业，对感染了血吸虫（病）的职工，长江委党组非常重视。为了及时对职工进行治疗，组织了血吸虫（病）治疗领导小组，腾出长江委青年大楼集体宿舍一、二、三楼，设立简易病床300张。1963年治疗血吸虫病工作基本完成，大批血吸虫病治疗效果在武汉市比较突出。（《长江医院院志》第38页）

五是参与地方防治工作。遵照省厅市的指示，与大悟县医院搞技术合作，参与恩施、孝感专区和洪湖、光化县防病治病，并到东西湖新沟农场驻点三个月，开展专项手术；为武汉市后湖公社和东西湖区送医送药、卫生宣教和培养赤脚医生。

4. 防治成效

（1）1985年，中共中央血防领导小组公告："至1984年年底，全国已治愈血吸虫病病人一千一百多万，消灭钉螺面积一百一十多亿平方米，有七十六个县（市、区）消灭了血吸虫病，一百九十三个县（市、区）基本消灭了血吸虫病……"

（2）到1981年底，流域消灭钉螺面积113.24亿平方米（合

1698.65万亩），尚有钉螺面积28.885亿平方米（合433.3万亩）（长江流域血防工作情况汇报，1999年3月水利部长江委全国血防会议交流材料）。

（3）长江委大部分职工工作、生活在长江沿岸各省（自治区、直辖市），不仅分散、偏远，且随着水利勘测设计、水文测量、水环境监测、水政执法、抗洪抢险等水利工作开展，以及重大水利工程的实施，职工群体流动性大、范围广，涉及疫区12个省（直辖市）；为保障职工身体健康，医务人员深入基层单位、疫区站（点），做好疾病预防和查治病工作，并赴水利工程一线和疫区乡村等开展健康宣教和爱国卫生运动，职工血防意识明显提高，患病职工有了治疗和休养场所。

1962年，完成800多例血吸虫病病人，20天的锑剂治疗，无一例死亡，长江医院在1964年于上海召开的全国血防经验交流会上作典型发言。

之所以能治愈这么多病人，关键措施之一就是对重症者治疗全部免费；之所以能消灭那么多面积的钉螺，关键是发动数亿农民参与查螺、灭螺。所以，中央血防领导小组这样论断："我国血防工作取得的成就，充分体现了社会主义制度的优越性。"

小结

20世纪50年代到80年代，这个时期的血防工作主要是消灭钉螺。因为血吸虫病是由钉螺传播的，没有了钉螺，血吸虫病自然会被消灭掉。经过一段时间的治理，成绩无疑是伟大的，有效压缩了一定的钉螺面积，但还是存在一定问题。

附件

关于 800 多例血吸虫病病人的治疗情况

一九六二年前后长办在大办农业期间，先后在武汉市东西湖、湖北蒲圻柳山湖、沔阳银莲湖、九沟等地建立了四个农业基地，围垦种植农作物。这些地区都是血吸虫病疫区，当时长办组织大批职工参加围垦和农田劳动，有密切疫水接触，不少职工感染了血吸虫病，经检查确诊后共800多名。对此长办党委给予了高度的重视，立即召开会议研究并决定采取坚决措施，组织各方面力量进行安排，共抽了三名干部成立血吸虫病房办公室，负责行政管理和后勤供应工作，抽了近三十名医务人员立即建立病房收治病人，并得到湖北医学院、武汉医学院、中央水利部以及一六一陆军医院等单位的大力支持，派出医务人员二十多名来长江医院参加血吸虫病治疗工作。当时共建立病床350张左右，自一九六二年六月至一九六三年初，半年多的时间对收治的全部血吸虫病开展锑剂治疗。整个治疗是比较顺利的，没有发生一例死亡及其他医疗事故，对严重锑剂中毒反应三例、血吸虫脊髓异位下肢截瘫一例、脑血吸虫一例，经大力抢救、治疗，均转危为安。一九六三年初，在总结工作的基础上，我院派出一名副院长参加了中央在上海召开的血吸虫病学术会议，并汇报了工作。现就对开展血吸虫病大批集中治疗的体会提出以下几点看法：

一、领导重视，组织强有力的领导及医护班子，是完成治疗的关键

一九六二年六、七月间正值夏季，一下子要集中几百名血吸虫病人，长江医院是难以办到的，长办党委决定采取果断措施，腾出长办集体宿舍（青年大楼）一、二、三楼大部分房间，共设置三百张床位，另外医院内科病房和科学院土工室也腾出一部分房子，可安置约50～60名病人，这样就解决收治病人的问题。

病人来自长办内外业各系统和地区，当时思想比较紊乱，各种具体问题也比较多，党委决定由施总医院抽一名书记，长办内业抽两名政工干部组成血吸虫病房办公室负责病人的行政管理和思想工作，这样病人的思想很快稳定下来，病人中的某些困难及家属探视等都能得到妥善安排，促使病人安心治疗，完成治疗任务。

医护人员共计40余人，分别组织三个病房，医护班子，负责一、二、三楼病房医护工作，各配备工友三人负责清洁卫生等工作。

指定一个职工食堂改为病患食堂，根据病情需要，调整饮食，党委并决定病人在住院期间，每人每月补助营养费壹拾伍元，由食堂调配加强营养，以配合治疗工作顺利进行。

二、选择正确的治疗方法是保证安全提高疗效的有力措施

大批血吸虫病人住院以后，采取什么方法，选择什么药物治疗，是一个十分重要的问题。党委给我们提出了"安全第一、保证疗效"的要求，医院领导及医务人员经过多次反复的讨论，参考国内有关这方面的经验进行比较，最后确定了统一使用酒石酸锑钾二十日疗法的治疗措施，它具有疗效高，安全度大的优点，虽然疗程时间较长，医务人员只要能正确掌握病情，合理调整用药方法，做好病人的思想工作，配合治疗，是完全能完成治疗任务的。病房制定了统一的医疗制度和操作规程，医护密切配合协同作战，在半年多的时间里，顺利完成了八百余名病人的治疗任务，没有发生一例死亡，其中对严重锑剂中毒反应三例都能做到早期发现及时抢救，使病人转危为安，一名脑血吸虫病和一名血吸虫脊髓异位下肢截瘫的病人也都能早期确诊，正确治疗，最后恢复了健康。因此我们认为锑剂治疗血吸虫病的几种方法中，二十日疗法仍然是目前较为理想的方法。

三、制定严格的医疗护理制度是安全治疗的保证

锑剂药物对人体具有一定的毒性作用，在治疗过程中，必须严加防

范，及时处理，杜绝不良后果的发生，因此医院针对锑剂治疗的特点和要求，结合我院具体情况，制定了一整套医疗、护理制度及操作规程，要求每个医护人员严格执行，不允许有任何疏忽大意，从而保证了治疗的安全顺利。例如，每次病人注射前必须先经医生检查心脏，心律（率）、血压等变化后，判定是否符合要求，才能交护士处理治疗，由于能够严格掌握治疗标准，在多次的锑剂反应病人中，都能早期发现及时处理，防止了病情的严重发展。另一个病人也是在夜班护士查房中细听病人的呼吸变化，发现为锑剂中毒反应，得到及时处理后转危为安。

另外护士在每次给患者抽药打针时，所有用药必须做到针、药、安瓿、数量查对相符后方能注射。其中有一次一楼病房在抽药时误将部分病人的锑剂全部当作葡萄糖使用，由于查对严格被发现，杜绝了严重事故的发生。

我们认为我院在大批集中治疗血吸虫病中，没有发生医疗事故，保证安全治疗的重要因素之一，是有一整套明确规章制度，更重要的是要求全体医护人员必须严格遵照执行。

（二）第二阶段：20 世纪 80 年代到 21 世纪初期，以化疗为主，主要是治疗病人

1. 国家行动

20 世纪 70 年代，一种新药的诞生，让人们看到了希望。1973 年德国的化学家发现了一种被称作吡嗪并异喹啉的全新化合物，它具有杀灭血吸虫的效果。世界上多家药物研究机构联合起来，对已合成的一系列吡嗪并异喹啉的衍生物逐一比选比对，表明一种被称作吡喹酮的化合物杀灭血吸虫的效果尤为突出，血吸虫一接触到吡喹酮就会很快被消灭，这个过程通常只需要十几分钟，而且对人体的毒副作用非常小。20 世纪 80 年代，经严格检验后，该药开始向全球推广，成为世界卫生组织推荐使用的血吸虫病病原学治疗的首选药物。

中国科学家开始关注这种药物，只用四年时间就完成了这种全新药物的合成、动物实验、临床实验，证明吡喹酮的确称得上是血吸虫的克星。1982 年，中国将吡喹酮正式投放市场，取得出色的疗效。

20 世纪 80 年代以来，我国血吸虫病的病患人数不断下降，不少地区相继宣布消灭了血吸虫。但 1985 年以后，仍有一些地区出现了血吸虫病的徘徊反复，尤其是一些湖沼型地区，钉螺面积下降缓慢，甚至呈抬头趋势。这种形势让大家再次意识到，消灭血吸虫病是一个长期而又艰苦的过程，国家发出了全民总动员再次"送瘟神"的号召。

钉螺再次抬头的原因，主要是残存钉螺分布的洞庭湖、鄱阳湖沿岸，以及长江中下游沿岸，通江通河，水位难以控制，一旦发生洪水，钉螺就会随着洪水到处扩散。各地水利部门确定了把住进口、管制出口的思路，

设计了挡住钉螺的防螺栅、沉螺池，通过层层拦截，把钉螺挡在了人类的生活区之外。

20世纪80年代以来，通过对湖区和大山区血吸虫病的调查，我国提出了控制病情、控制传播和阻断传播的防治对策，逐步形成了适应中国国情的血防模式，与此同时，针对吡喹酮仅对成虫有效，且在长期使用之后钉螺容易产生抗药性的弊端，中国的科学家在20世纪90年代初找到了同样可以治疗血吸虫病的青蒿素，并在青蒿素的基础上研究出两种衍生物蒿甲醚和青蒿琥酯，它们不仅有抗疟效果，在杀灭日本血吸虫方面也有独到功效；经过临床试验，我国将蒿甲醚和青蒿琥酯发展为预防和早期治疗血吸虫病的药物，与吡喹酮形成互补，实现了药物预防血吸虫病的重大突破。

在控制和消除血吸虫病时，除了卫生部门积极查治病人外，要阻断传播还必然涉及农业部的家畜查治、水利部的河流整治、林业野生动物和沼泽地的整治。

2. 水利血防

长江委为水利部派出的流域管理机构，在长江流域和澜沧江以西（含澜沧江）区域内依法行使水行政管理职责，为具有行政职能的事业单位。1989年经国务院同意，人事部下文明确其为副部级机构。至1995年底，共有在职职工15000余人。

在党中央、国务院和水利部的领导下，长江委始终把防洪作为长江综合治理的首要任务，成功抗御了1998年长江流域性大洪水。围绕防洪保安，进行了大规模的堤防建设。长江重要堤防隐蔽工程自1999年8月正式开工，历时4年建设，于2003年完成。长江中下游堤防建设累计完成土石方50多亿立方米，形成了具有一定防洪能力的、比较完整的堤防系统，规划并安排兴建了40余个分蓄洪区，修建了三峡工程（1994年正式动工建设，于 2003 年 6 月 1 日开始蓄水发电）等一批具有防洪作用的水利枢纽。长江流域初步建成了以堤防为基础，以三峡工程为骨干，配合干流支流水库、分蓄洪区、河道整治，及蓄、引、提水等工程措施和非工程措施相结合的综合防洪与抗旱体系，流域防洪抗旱能力显著提升，为国民经济持续发展提供了保障。

20 世纪 80 年代末，根据当时我国血吸虫病疫情有所回升的情况，全国又一次掀起了血防工作的新高潮。水利部根据中央有关血防工作的精神要求，成立了血防工作协调小组，把水利血防放在十分重要的位置，在江河、湖泊综合治理以及农田基本建设中进一步加强了水利血防工作。

具体做法：

（1）贯彻落实国务院湖区五省省长血防工作会议精神（1989 年 12 月 12 日在南昌召开，发出了"全民动员、再送瘟神"的号召）。

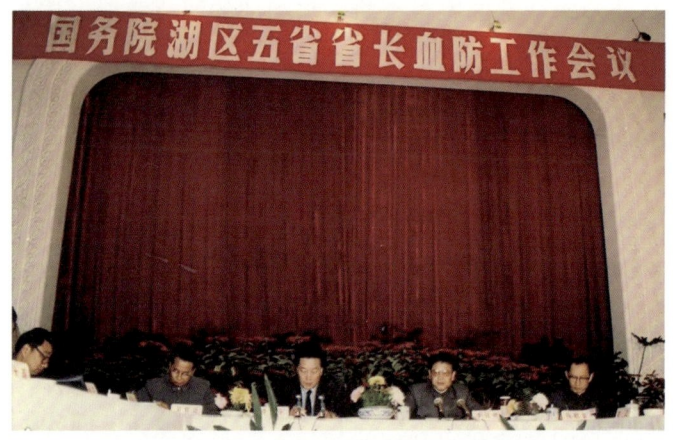

湖区五省血防工作会议

为加强对水利血防工作的领导，完善重点疫区之间的联防联控机制，水利部建立了水利血防工作联席会议制度，由主管副部长牵头，主要司局、有关直属单位和流域机构，以及 7 个疫区省水利部门的负责同志参加，定期召开会议。研究解决全国水利血防工作中的重大问题，组织制订全国水利血防工作规划和具体实施计划，指导、协调全国水利血防工作。

长江委于 1990 年 7 月成立了长江委血防领导小组，由长江委副主任任组长，血防领导小组成员由委职能部门主要负责人组成，下设血防办公室，负责组织协调和日常工作，同时建立四级防治工作网络，各二级、三级单位分别设专（兼）职血防工作组。将血吸虫病防治纳入安全生产的管理范畴，落实管理责任制，建立职业安全管理体系。

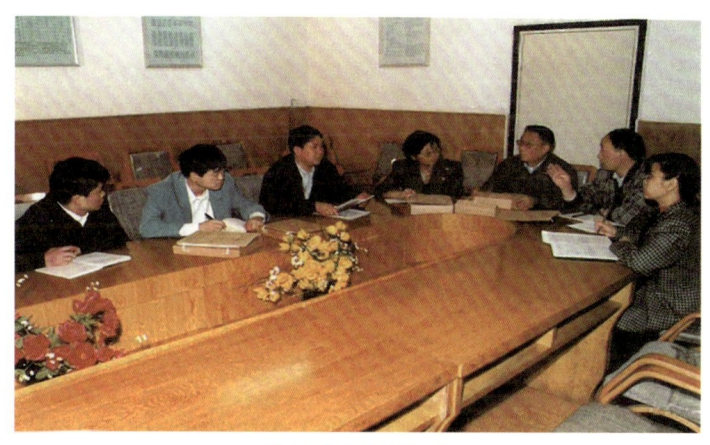

基层单位落实血防

（2）明确责任，抓好落实。按照国务院分工，水利部进一步明确了长江委和地方水利部门的责任和任务，贯彻落实《长江流域综合利用规划简要报告（1990 年修订）》的要求，并将流行区结合水利工程开展灭螺工作纳入江河湖泊治理规划，并结合人畜饮水、灌区改造、节水灌溉、微水工程和小流域综合治理等水利项目的实施，改善农村水环境，防止疫区钉螺孳生，同时加强疫区水利血防工程等各个环节的检查、指导和监督。

按照水利部要求，依据"八五""九五""十五"水利行业血防规划安排，把降低人感染率、疫区职工饮用安全水、三格式厕所改建、血防宣教、个人防护、查灭螺、职工工作和生活区安全岛建设，以及春查秋会制度等，纳入工作计划，并抓好抓实。

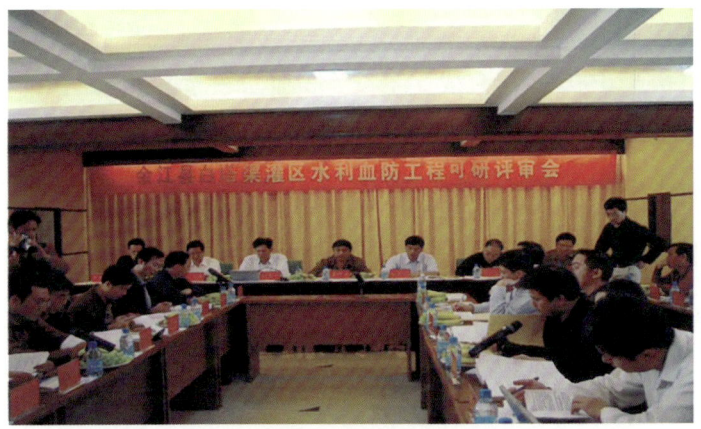
余江县白塔渠灌区水利血防工程可研评审会

（3）查灭螺、环境改造。开展疫区水文观测路、船码头、重要观测场和生活区等区域的钉螺调查，确定易感地带，通过填土、地面硬化、绿化、施放药物，以及生产工具改进等灭螺，并建立好螺情一本账一张图。

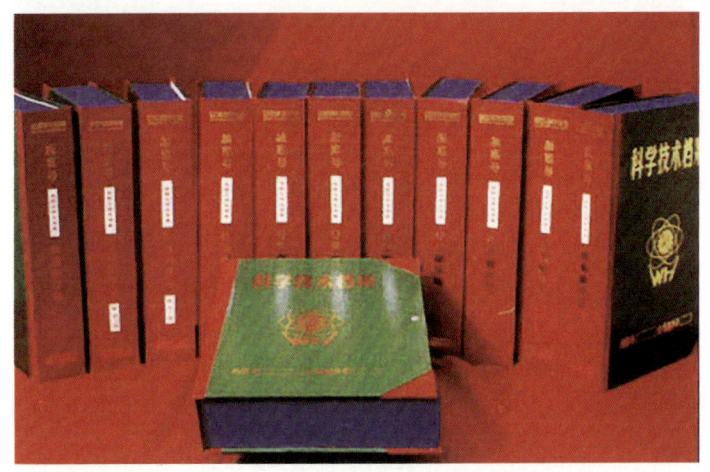
科学技术档案

全面实施《疫区基层站队血防安全区（带）建设实施方案》，兴建完善血防安全区57个，完成改水工程335项、改厕147项、环境改造工程527项，建立血防宣传室77间。（长江委十五计划内容）

四、艰难历程

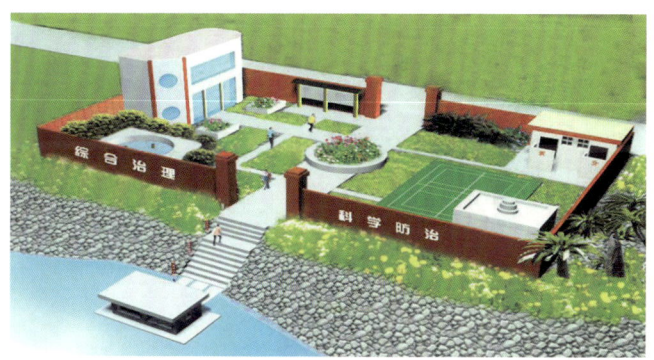

血防安全区示意图

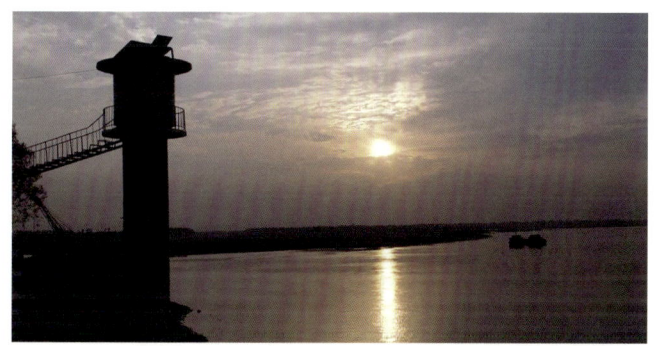

改造完成的潜江水文站

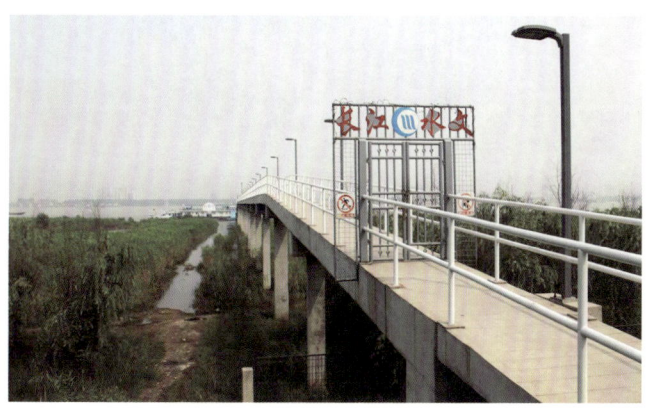

改造完成的汉口水文站

（4）坚持预防为主。针对工作性质差异，按水利职工触水的时空条件，将易感人群分为触水固定型、流动型和机会型三类，对流动型水利职工进行重点防护，发放个人防护用品。

047

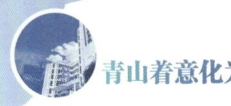

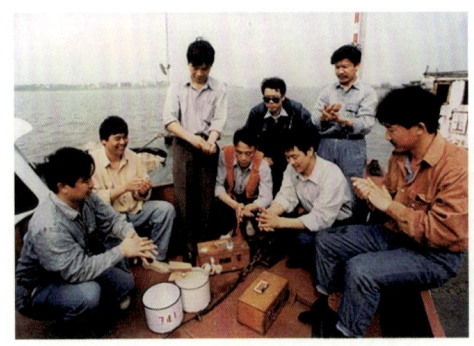
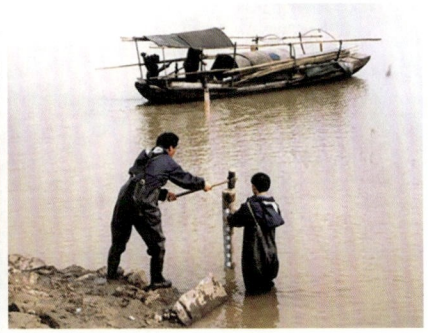

水文测量前涂抹防护霜　　　　　血防服是触水作业职工的必备品

在长江堤防隐蔽工程建设中提出"建设堤防，不忘搞好血防"的要求，明确堤防工程建设与施工单位血防责任。

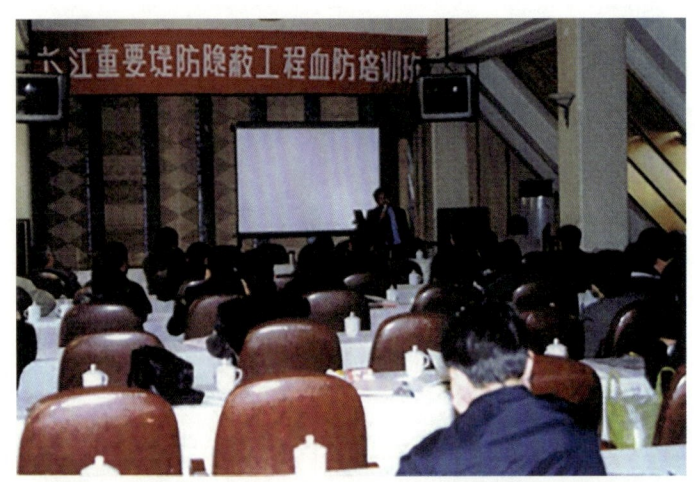

长江委要堤防隐蔽工程血防培训班

（5）做好排查、治病工作，控制传染源。据统计，历史累计患血吸虫病职工人数2163人，死亡92人，受威胁职工人数8000余人（长江委血防工作汇报2001年4月4日第9页）；开展固定型水利职工一年一次、流动型当年一次、机会型每两年一次的定期体检工作；扩大患病职工化疗范围及巡回医疗次数。

四、艰难历程

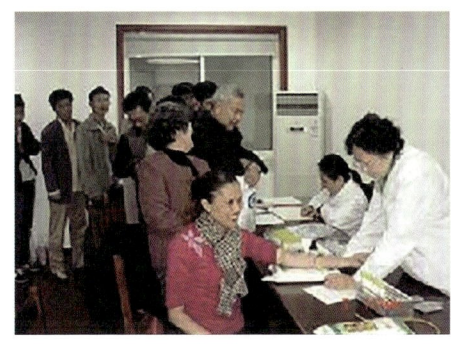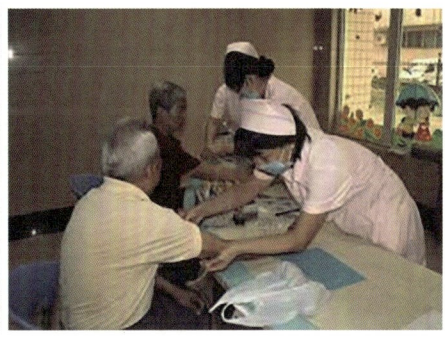

安排职工定期体检,做好血吸虫病的筛查

与地方疾控部门和高校合作开展血清学和人群粪便孵化检查,并送药上门,对防汛、涉水人员服用吡喹酮、青蒿琥酯(蒿甲醚)等,做到早防早治;为患晚期血吸虫病的职工实施脾脏切除术,并提供经济帮助。

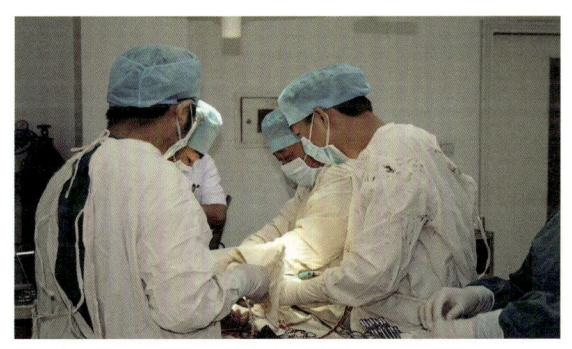

为晚期血吸虫病病人实施手术

(6)加强血防健康教育。确定每年6月30日为血防宣传日,开展"五个一"活动(即开展一次血防宣传日活动、建好一个血防宣传室、上好一次血防知识课、收看一次血防录像、参加一次血防知识竞赛),建立血防宣传室77间,拍摄了《水上送瘟神》等5部血防专题纪录片,在长江委巡回放映;编写了《水上送瘟神》《再谱华章》《血吸虫病知识问答》《血吸虫病防治知识宣传册》等画册和血防宣教知识手册;举办血防知识培训班等,并通过电视、报纸、专刊、知识竞答、问卷调查、血防手册、专家授课等形式,强化血防健康教育。

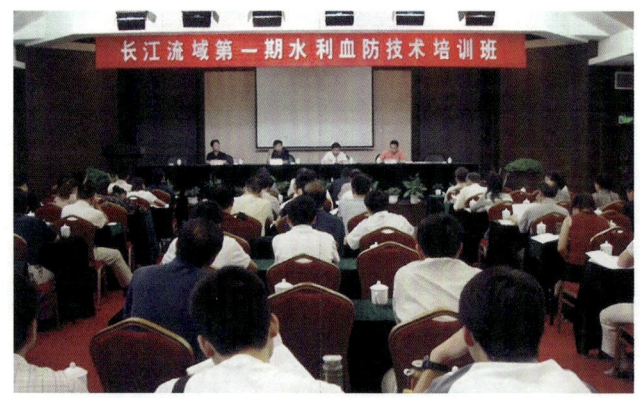
水利血防技术培训班

（7）组建血防监测网络，建立血防监测中心站1个，设立综勘局、水文局、荆江局、中游局、下游局、陆管局6个疫情监测站，以及监利、藕池、岳勘队、洞勘队、安勘队等34个疫情监测点。

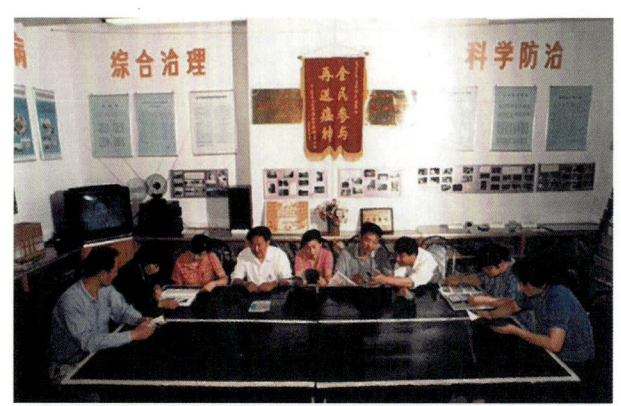
基层疫情监测

（8）建立应急处理和防护措施。

①出现血吸虫病突发疫情时，深入突发疫情疫点进行救治，对发现的所有血吸虫病病人及时予以治疗；

②根据早发现、早诊断、早治疗的原则，对同期有疫水接触史的人群进行早期预防性治疗，防止急性血吸虫病发生；

③在发生血吸虫病突发疫情的地区，对疫点及其周围有钉螺的水域和钉螺孳生地，用氯硝柳胺杀灭尾蚴和钉螺，同时在易感区域设置警示

标志，划定安全生活区；

④利用各种宣传形式，迅速开展血吸虫病防治知识的宣传，提高群众的自我防护能力，并积极配合和参与所采取的控制措施；

⑤要求职工和家属在划定的安全生活区内取水，对可能含有血吸虫尾蚴的饮用水源进行卫生处理；

⑥对病人、病畜的粪便进行灭卵处理；

⑦突发疫情应急处理工作人员在现场开展防治工作时应加强个人防护；

⑧开展流行病学调查，包括个案调查和疫点调查；

⑨购置血吸虫病突发疫情的应急处理所需的物质和药物，包括抗血吸虫药物、灭螺药品、防护药品、检测试剂，以及灭螺机、显微镜、解剖镜、病原学检查器具等设备及器具。

3. 防治成效

（1）2004年，全国血吸虫病人由新中国成立初期的1100余万人下降到84万人，12个流行省份已有5个省份先后消灭了血吸虫病，434个流行县（市、区）中有262个达到传播阻断标准，63个达到传播控制标准。目前，全国12个血吸虫病流行省份已经全面实现了血吸虫病传播控制目标，有效控制了血吸虫病的危害。

1998年，我国遭受百年一遇的特大洪灾，十几万抗洪战士和参与防汛的4000多名委属水利职工服用了青蒿琥酯，成功预防了血吸虫病的感染。

（2）长江委血吸虫病阶段性防治目标成效显著（长血防〔2001〕65号）。

①1997年围绕《中国控制和消灭血吸虫病标准》和水利部水人教〔1996〕585号文批复的《长江水利委员会控制血吸虫病标准》5条要求，全面实现血吸虫病传播控制标准，委属水文局、综勘局等24个疫区单位

通过达标评审考核验收。兴建血防安全区57个，完成改水工程335项、改厕147处、环境改造工程527项，受益职工和家属13919人，受益面积409993平方米，极大地改善了疫区职工的工作和生活条件。

②自1998年起按照国家卫生部有关文件精神，制定《长江委血吸虫病监测巩固技术方案》，建立完善监测机构41个。面对1998年和1999年长江流域两次大洪水的严峻考验，确保了大灾之年无大疫。

③截至2000年底，"九五"期末血吸虫病四大疫情指标与"八五"期末相比：慢性病人数（601人降至146人）纯下降455人，急性感染人数纯下降12人（13人降至1人），晚血病人数纯下降258人（278人降至20人），人群感染率纯下降3.1个百分点（4.3%降至1.2%），下降幅度分别为76%、92%、93%、72%，超过国家血防"九五"计划要求下降30%以上的指标要求。

④通过开展血防工作，取得了明显的经济效益。委财务局对长江委1990—1999年血吸虫病防治费用效益进行分析测算，相对效益为28.18%，相当于血防工作每年投入1元钱，当年取得效益28.18元（2000年长江委血防工作总结）。

⑤疫区单位的生活区内已有2年查不到钉螺，委属疫区一、二、三级单位和24个重点基层站队建立了本单位病情、螺情、血防安全区工程建设的图账资料。

小结

20世纪80年代到21世纪初期，这一时期的血防工作以化疗为主，主要是治疗病人。因为80年代我们国家引进了吡喹酮，以及发明了青蒿琥酯等，这些治疗、预防血吸虫病的特效药物毒副反应很低。此前采用的锑剂毒性很大，会引起病人较为严重的毒副反应，甚至导致病人死亡。

附件

水上送瘟神：长江水利委员会血吸虫病防治成果
（1998年12月）

长江水利委员会（简称长江委）是水利部在长江流域及西南诸河的派出机构，肩负着流域综合治理的重任。长江流域是日本血吸虫病流行最为集中的地区，全委一万五千名职工长年与水为伍，足迹遍布大江上下，为中国的水利事业奋力拼搏，因此血吸虫病是水利行业一种"职业病"。

瘟神肆虐，广大职工、家属生命受到严重威胁。据1989年统计，长江委人群感染率高达13.7%，为湖区五省人群感染率的三倍，居全国之首。

自毛泽东主席发出"一定要消灭血吸虫病"的伟大号召以来，特别是1989年12月国务院召开湖区五省血防工作会议之后，在水利部关怀和支持下，我委成立了血防领导小组，并下设专职机构血防办公室，坚持"综合治理、科学防治"的方针，全面落实血防"八五""九五"规划（计划），加强领导，加大工作力度，加快达标进程，提前三年全面完成各项防治目标和任务，取得卓著成绩。血吸虫病疫情（慢性血吸虫病人数、晚期血吸虫病人数、急性感染血吸虫病人数、人群感染率）大幅度下降；1997年全面实现血吸虫病传播控制五条标准，提前三年达到血吸虫病传播控制的国家标准。

编辑出版《水上送瘟神》画册，其宗旨是反映近年来血防工作状况，展现血防工作成果，进一步提高广大职工对血防工作的认识，始终如一地坚持"综合治理，科学防治"的方针，加大各项防治工作的力度，巩固防治成效，以新的姿态跨向21世纪。

一、领导关怀

1989年在江西省南昌市召开湖区五省血防工作会议之后，水利部及时制定基本决策，作出战略部署，颁布了《水利部血吸虫病防治规定》。

水利部部长钮茂生对长江委血防工作作出"委属职工血防问题一定要列入重要议事日程，救命第一，保证资金投入，确保九七年达标"的重要批示。

水利部副部长周文智、何璟，长江委主任黎安田和有关司局领导，多次深入疫区调查研究，解决实际问题，保证经费投入。

长江委党组把血防工作列入重要议事日程，将血防当作人命关天的大事来抓。1990年7月，长江委成立血吸虫病防治领导小组，制定了"八五""九五"防治规划和细则，统一指导、督促、协调全委的血防工作。

部、委领导的关怀，犹如春风化雨，滋润着长江委广大职工的心田，坚定了疫区职工战胜血吸虫病的信心。

二、建立血防管理体系，抓好机构建设

委属各单位相应建立领导机构和工作班子59个，配备专（兼）职血防员344个，形成了完整的四级血吸虫病防治网络组织。加强部门协作，执行责任制，形成了一把手亲自抓，党、政、工、团协同抓的良好局面。签订血防责任合同书，将任务层层分解，做到思想上、组织上、措施上、资金上全方位落实。

血防专业人员是防治血吸虫病的主力军。建立一支爱岗敬业、乐于奉献、培训有素的专（兼）职血防员队伍，是长江委血防管理工作的一个特色。

加大血防管理工作力度，建立健全了一整套规章制度和激励机制，设立了四级血防档案管理体系，提高了管理工作整体水平。

三、综合治理有担当

（一）血防工作是一项复杂的社会系统工程。在防治策略上坚持"综合治理，科学防治"的方针，在防治工作中确立"抓重点、办试点、攻难点"的战略战术。针对血吸虫病流行、传播环节及血吸虫生活史，实施积极化疗病人，阻断传染源；抓好防护，保护易感人群；查、灭生活区内及易感地带钉螺；进行管水、管粪、小环境治理及改革生产方式等主要对策，采取得力措施，有力地遏制血吸虫病疫情回升，成效显著，与1989年相比，血吸虫病人数、晚血病人数、急感病人数、人群感染率下降幅度分别为73%、87%、100%、79%。从而减轻了危害，提高了职工生活和生命质量，达到抓血防、保健康、促生产的效果。

（二）积极治疗血吸虫病病人，挽救了一大批职工的生命。血防医疗队送医送药到基层单位，统一"诊断标准、操作方法、检验试剂"，提高血吸虫病诊断率；涉水作业（水文测量）涂抹防护霜、穿血防服、戴手套；改水改厕，饮用安全水；查螺灭螺，建设血防安全区。

（三）建设血防安全区是长江流域综合治理血吸虫病的一项创举。制定统一规划，突出重点，高标准、高质量、高效益地建设安全区。几年来共兴建血防安全区57个（重点安全区24个，一般安全区33个），完成环境改造工程527项，血防安全区达到"三化"（饮用水卫生化、粪便无害化，小环境绿化），"四无"（无钉螺孳生地、无疫水倒灌、无粪便污染水源、无急感病人发生）。

设施健全、环境良好的血防安全区基本改善了疫区职工的工作和生活环境，疫区基层站队面貌发生了巨大的变化，广大疫区职工和家属称赞血防工程为"德政工程、文明工程、民心工程"。

（四）依靠科技，加强科学研究。探索科学防治新路子是加快血防工作步伐的必由之路。结合水利行业工作的特点，开展科学研究，取得了一些研究成果，撰写论文28篇，多次在国际、国内学术会议交流，其中三篇论文获国际、国内优秀论文奖。

（五）健康教育是搞好血防工作的基础，开展多种形式的健康教育活动，确定每年6月30日为长江委血防宣传日。通过血防宣传栏、职工血防培训、血防知识竞赛等形式，职工血防意识不断增强。

四、坚持"综合治理，科学防治"的血防工作方针，全面落实血防

"八五""九五"规划（计划），提前三年全面完成各项防治目标和任务，取得卓著成绩。

（一）1997年全面实现血吸虫病传播控制五条标准：①委属疫区职工和家属血吸虫病粪检阳性率降至1%以下；②1997年无急性血吸虫病病例发生；③疫区单位的生活区内已有2年查不到钉螺；④疫区24个重点基层站队建成血防安全区；委属疫区一、二、三级单位和24个重点基层站队已建立能反映本单位病情、螺情变化和达到传播控制标准的图账，并有完整的安全区工程建设档案资料。

（二）血吸虫病（慢性血吸虫病人数、晚血病人数、急感病人数、人群感染率）疫情全面大幅度下降，提前三年实现全国"九五"计划的目标。

（三）长江委曾于1991年、1993年、1996年三次被卫生部、农业部、水利部评为全国血吸虫病防治先进集体，还被评为1997年全国水利系统卫生先进集体。

（四）1998年长江流域发生特大洪涝灾害，长江委不少水文站点长时间浸泡在洪水中，疫水漫溢，钉螺扩散，水体污染，卫生环境恶化，周边人群疫病发生率急剧上升。

长江委各级血防机构切实抓好救灾防疫工作，防治措施全方位落实到位，使血防工程在严重的洪灾中发挥了效益，灾区职工没有一例急性血吸虫病感染发生，确保1997年血防达标成果，实现了大灾之年无大疫的目标。

血吸虫病防治还有许多工作要做，很多难题尚未解决，必须继续进取，不断开拓，开创长江委血防工作新局面。

小虫还有，瘟神如寇。血防工作任重道远！

（三）第三个阶段：2004年以来，实施以传染源控制为主的血吸虫病综合性防治策略

血吸虫病是一种人畜共患的传染病，主要通过钉螺传播，人畜粪便是最大传染源。由于缺乏有效手段从源头上控制传播，我国血吸虫病防治长期以来治标难治本。

1. 国家行动

21世纪初期，由于生物、自然和社会经济等因素变化比较大，我国血吸虫病疫情回升明显，表现为血吸虫病病人增多，急性感染患者数量呈上升趋势，局部地区的钉螺扩散明显，感染性钉螺分布范围逐渐扩大，并有向城市蔓延的趋势，对人民健康、经济发展和社会进步构成威胁。

血吸虫病疫区的云南、四川、湖北、湖南、江西、安徽、江苏7省共有323个血吸虫病流行县（市、区）。其中150个县（市、区）达到传播阻断标准，占46.4%；63个县（市、区）达到传播控制标准，占19.5%；尚有110个县（市、区）疫情仍处于严重流行状态。这部分未控制地区是我国血吸虫病疫情重、防治难度最大的地区，据2003年底的统计，疫区7省有螺面积共37.9亿平方米，几乎占全国有螺面积的100%；病人约84.2万人，占全国病人总数的99.9%；2003年内报告急性感染病人1110人，占当年全国急感病人总数的99.6%。

受多种因素影响，7省已达到血吸虫病传播控制和传播阻断的地区出现明显疫情回升。在150个已达到传播阻断标准的县（市、区）中，有17个县（市、区）螺情、疫情出现回升，占11.3%。在63个已达到传播控制标准的县（市、区）中，有21个县（市、区）螺情、疫情出现

明显回升，占 33%。

在疫区集中的平原和湖区，传统的耕牛犁地、家畜散养和水上作业方式，使人畜频繁接触疫水后反复感染，血吸虫病快速传播。卫生部的一项统计数据显示，在全国 7 个血吸虫病疫区，散放的肉牛和耕牛约 150 万头，粪便基本处于无人管理状态。专家估计，目前我国湖区 80% 至 90% 的血吸虫病感染是牛粪中的虫卵造成的。

尽管各地实施了"以机代牛""改水改厕""改沼"等血防工程，但因为经费的问题，得不到疫区老百姓的支持和配合，未能起到有效控制源头作用。源头管理的失控，导致血吸虫病重复感染问题突出，疫情居高不下，部分疫区重复感染率高达 80%。

党中央、国务院十分重视血吸虫病防治工作，要求各级政府"深刻认识做好这项工作的重要性和紧迫性"。2004 年初，国务院成立了血吸虫病防治工作领导小组，5 月召开了全国血吸虫病防治工作会议，吴仪副总理作了题为《标本兼治、综合治理，努力消灭血吸虫病》的重要讲话。会议的中心议题是统一思想，提高认识，研究制定全国预防控制血吸虫病中长期规划纲要和血吸虫病综合治理重点项目规划纲要，明确血防工作的方针、主要目标和任务。会议要求，经过四五年的努力，在全国有效遏制疫情回升趋势，控制血吸虫病流行；再经过七八年的努力，力争全国达到血吸虫病传播控制标准。会议印发了《国务院关于进一步加强血防工作的通知》，要求有关部门和地区尽快确立并实施综合治理重点项目。

2004 年 7 月 23 日，国务院办公厅印发《国务院办公厅关于转发卫生部等部门全国预防控制血吸虫病中长期规划纲要（2004—2015 年）的通知》。

2010 年（卫疾控发〔2010〕36 号），经国务院同意，卫生部、发展改革委、财政部、国土资源部、水利部、农业部、林业局印发了《血吸虫病综合治理重点项目规划纲要（2009—2015 年）》。

《血吸虫病防治条例》是为预防、控制和消灭血吸虫病，保障人体健康、动物健康和公共卫生，促进经济社会发展，根据传染病防治法、动物防疫法而制定的法规。2006年3月22日国务院第129次常务会议通过，同年4月1日发布，自2006年5月1日起施行。国家对血吸虫病防治实行预防为主的方针，坚持防治结合、分类管理、综合治理、联防联控，人与家畜同步防治，重点加强对传染源的管理。

2. 水利血防

2009年12月，水利部发布《关于印发〈长江水利委员会主要职责机构设置和人员编制规定〉的通知（水人事〔2009〕642号）（简称新"三定"规定），此次新"三定"规定在职责、机构设置和人员编制上进行了调整，赋予长江委以下职责：负责保障流域水资源的合理开发利用；负责流域水资源的管理和监督，统筹协调流域生活、生产和生态用水；负责流域水资源保护工作；负责防治流域内的水旱灾害，承担流域防汛抗旱总指挥部的具体工作，指导流域内水文工作；指导流域内河流、湖泊及河口、海岸滩涂的治理和开发；按照规定权限，负责流域内水利设施、水域及其岸线的管理与保护以及重要水利工程的建设与运行管理等。

2003年底，长江委共有职工2.7万人（2020年底达3.1万人）。随着综合国力不断增强和社会主义现代化建设步伐加快，长江水利基础设施大规模建设，长江干流堤防全线达标，世界最大的综合性水利枢纽——三峡工程全面建成，南水北调中线等重大水利工程进展顺利，长江水生态环境建设加快推进，流域水行政管理不断加强，治江事业全面发展。

2004年，国务院颁布了《全国预防控制血吸虫病中长期规划纲要（2004—2015年）》，明确了我国血吸虫病的防治目标。根据国务院血吸虫病防治工作领导小组办公室编制的《血吸虫病综合治理重点项目规划纲要（2004—2008年）》的要求，在水利部领导下，长江委组织编制了《全国血吸虫病综合治理水利专项规划报告（2004—2008年）》《全

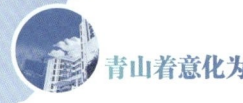

国血吸虫病综合治理水利专项规划（2009—2015 年）》《水利血防规划（2009—2015 年）》，以及《长江水利委员会水利行业血防监测措施规划（2009—2015 年）》。

2004 年开始，各地提出了"控制疫情、缩小疫区、最终根治"的战略目标，成功探索并全面实施以控制传染源为主的血吸虫病综合防治策略。在疫区开展了传染源控制综合示范区和推广区建设，实施淘汰耕牛、以机代牛、封洲禁牧、农村产业结构调整等综合措施；针对重点人群，在湖区设立血吸虫病监测点，开展涉水人员和水文预报、地质勘测人员定点监测和防治。具体做法如下：

（1）提高认识，进一步加强对水利血防工作的领导。各级血防部门提高了对水利血防工作的认识，加强领导，充实力量，狠抓落实。

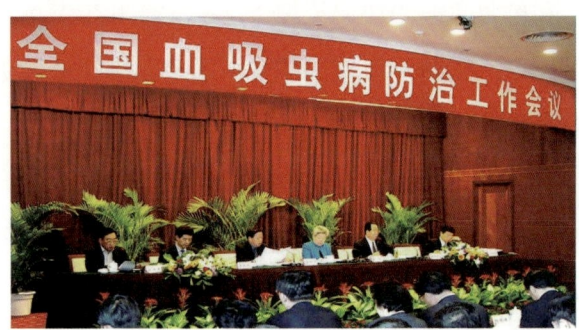

全国血吸虫病防治工作会议

（2）学习贯彻《血吸虫病防治条例》。我国的传染病防治法将血吸虫病列为乙类传染病，为血吸虫病的防治提供了法律依据。国家对血吸虫病防治实行预防为主的方针，坚持防治结合、分类管理、综合治理、联

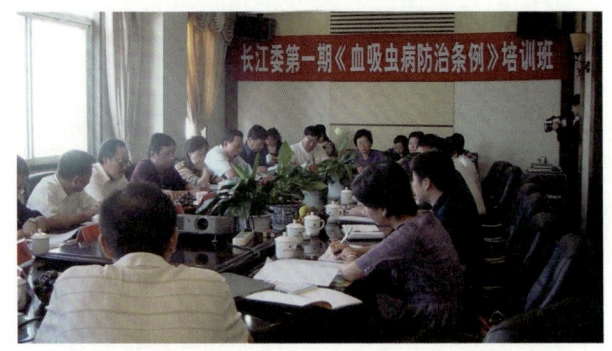

长江委第一期《血吸虫病防治条例》培训班

防联控，人与家畜同步防治，重点加强对传染源的管理的方略，为血吸虫病防治问题专门制定行政法规，就是落实这一思想。实践证明，在地理和环境因素相同的地区同步实施有关工程措施，同步开展人和家畜的血吸虫病筛查、治疗、流行病学调查、疫情控制，同步实施药物杀灭钉螺等联防联控措施，并将这些行之有效的措施法律化、制度化，是非常必要的。

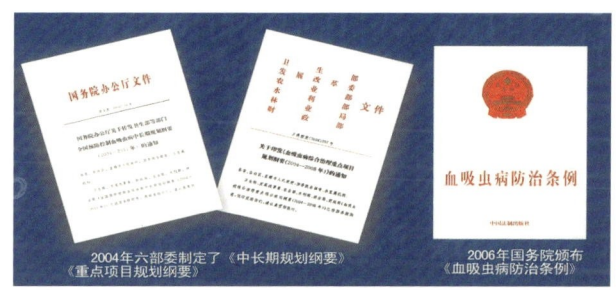

相关政策条例

（3）启动了一批水利血防试点项目。启动实施了41项水利血防试点项目。除湖北富水下游干流防洪灭螺治理一期工程外，还结合江河治理、人畜饮水解困工程、大型灌区节水改造、小流域综合治理、水土保持等项目。

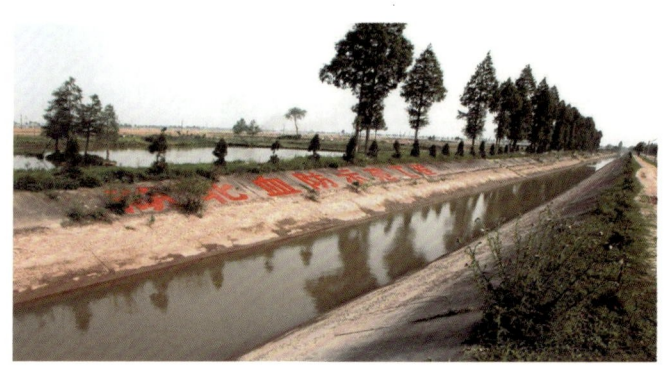

血防示范工程

水利部还组织长江委等单位开展了多个水利血防科研项目的研究工作，在湖北省应城市和湖南省岳阳县开展了水利血防综合治理和科学防治的试点工作，以点带面，进一步提高各疫区血防工作的社会效益和经济效益。

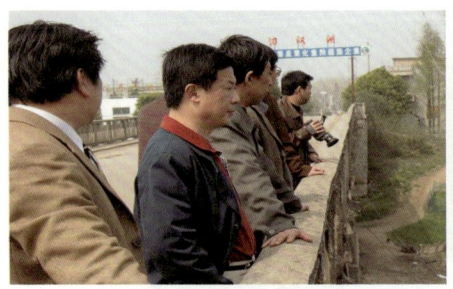
水利血防科研项目考察

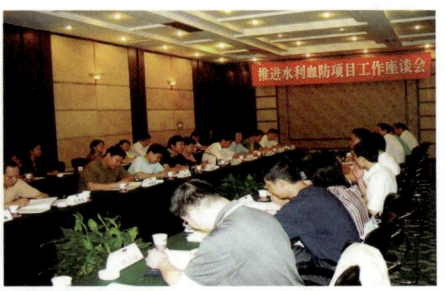
水利血防项目工作座谈会

由于血防工作的主要责任在地方人民政府，地方人民政府实行行政首长责任制，所以地方配套投资仍是大头。

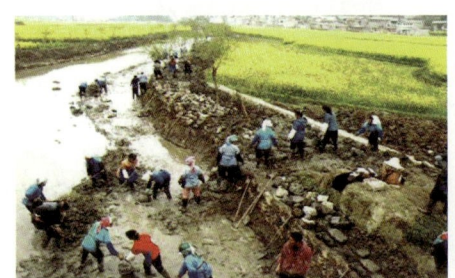

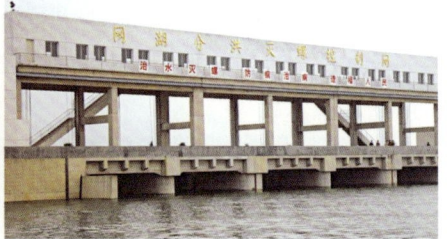

地方水利血防工程建设

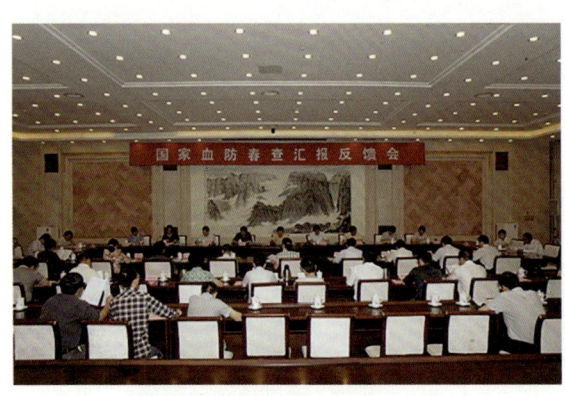

国家血防春查工作会

（4）团结协作，形成水利血防工作的合力。水利血防工作涉及面广，需要国务院有关部门、水利部联席会议各成员单位以及地方相关部门之间的密切配合。制定了《关于建立水利部血吸虫病防治工作联席会议制度》，明确了水利血防的工作目标和任务，建立了由水利部有关司（局）、流域机构和有关省水利厅领导组成的水利血防工作联席会议制度，定期召开会议，研究水利血防工作，协调解决工作中的重大问题。

四、艰难历程

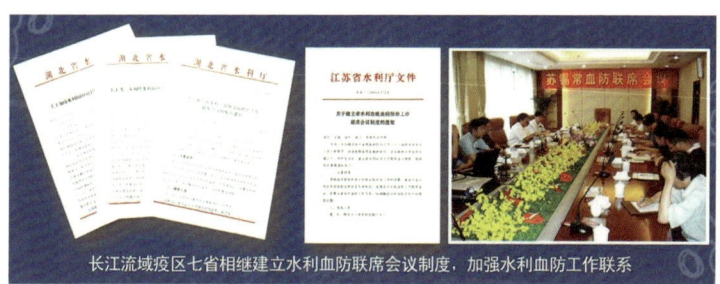

长江流域疫区七省相继建立水利血防联席会议制度，加强水利血防工作联系

血防联席会议

（5）注重科技，搞好水利血防的技术指导和能力建设。颁布实施《水利血防技术导则》，使血吸虫病疫区各类新建、扩建、改建和加固的水利血防工程的规划、设计、施工、运行管理等都有标准可依，促进水利血防工作走上制度化、规范化、标准化的轨道。

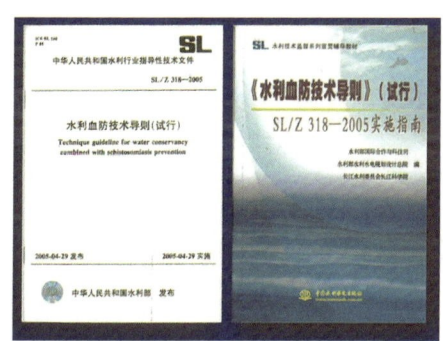 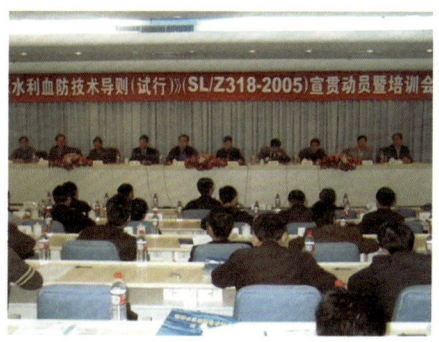

开展水利血防专题技术研究

提高水利血防的技术含量，开展水利血防专题技术研究，在总结研究现有水利工程和各种措施灭螺的基础上，研究了适合我国国情的水利结合灭螺的新技术和新方法。

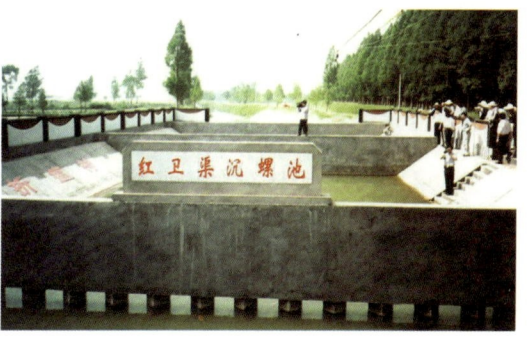

红卫渠沉螺池

（6）加强水利血防的基础性工作，搞好水利血防的机构建设、监测能力建设和科研能力建设。长江委利用已有的水利信息网，结合

长江流域电子政务建设，建立了流域水利血防管理信息系统和信息交流平台，为水利血防工作决策提供依据，提高了水利血防工作的管理水平。

（7）持续开展血吸虫病防治监测工作，控制传染源。用好"防、查、治、灭、管"五字诀，坚持重点疫区水利职工一年一次、流动型当年一次，机会型每两年一次的定期体检；与地方血防部门协调联动，实行同步查螺、灭螺、宣传、查病、化疗、控制急性发病"六同步"，通过水淹灭螺、岸线硬化、封洲禁牧等措施，持续完善疫区基层站队血防安全区（带）建设，推进血防安全区（带）沿湖岸线硬化、美化，筑牢血防工作的"第一道防线"。

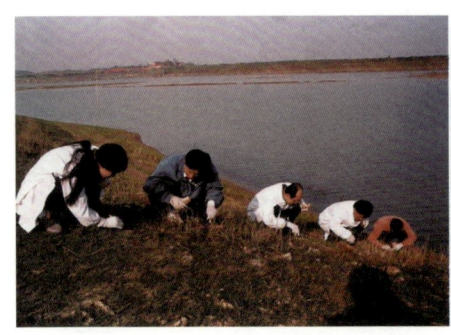 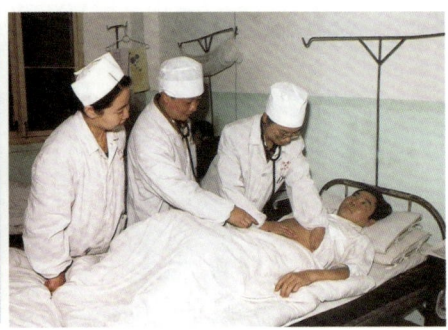

持续开展查灭螺和查治病工作

（8）长江委将《血吸虫病防控》项目纳入常态化管理，防治经费有了保障。该项目主要由疫区水利人员血吸虫病监测查病，疫区水利人员血吸虫病治疗，血防健康教育宣传，水利人员疫区劳动作业预防保护，监测三峡工程运行后鄱阳湖、洞庭湖区域钉螺活动以及两湖血吸虫病传播情况和流域水利血防春查秋会等内容组成。

血防项目经费由长江医院（血防监测中心）计划财务处统一进行管理和核算，通过水利财务管理信息系统的辅助核算加强管理，做到"独立核算、专款专用"。

四、艰难历程

①培训教育

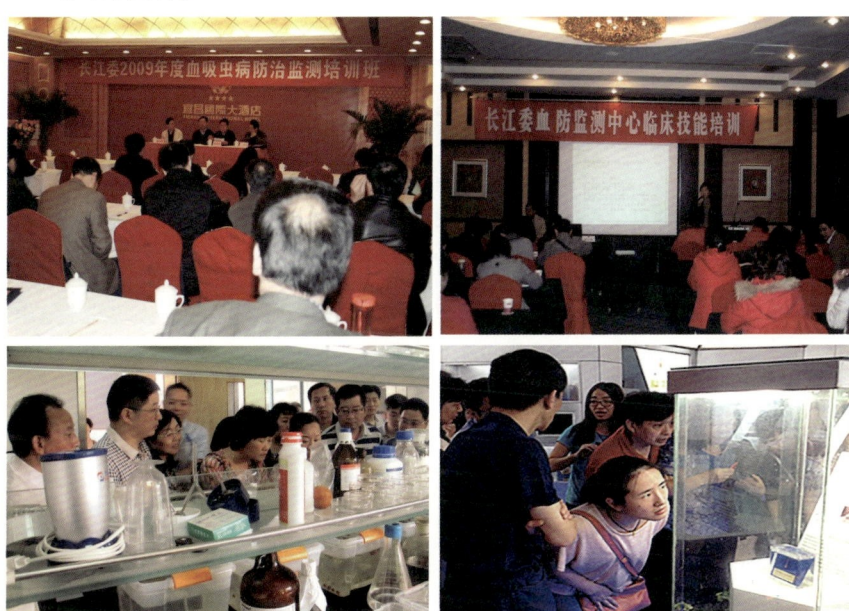

技能培训和现场教学

②血防体检

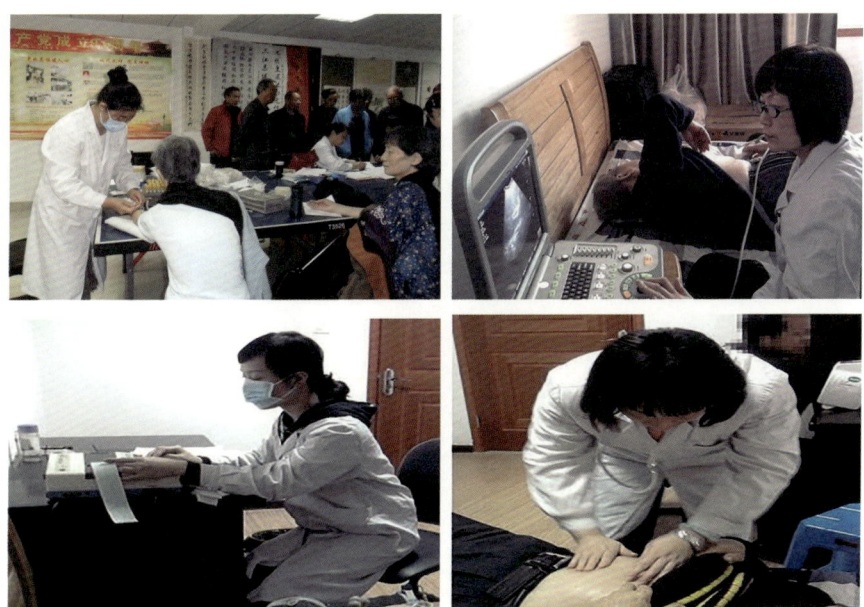

在水利一线基层单位开展定期巡诊

065

③查螺灭螺

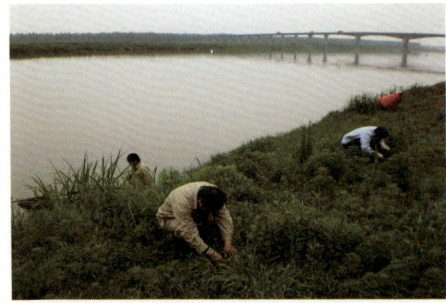
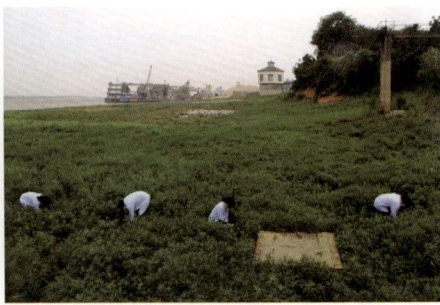

2013年三峡工程运行后在洞庭湖营田水文站钉螺监测点监测钉螺活动

④宣传教育

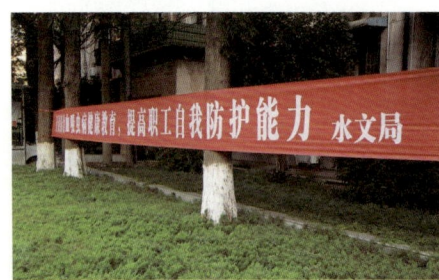
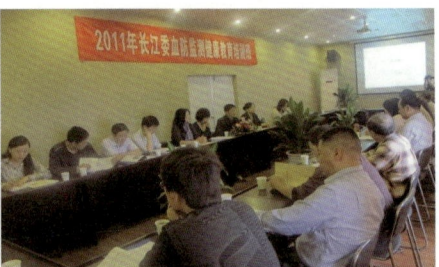
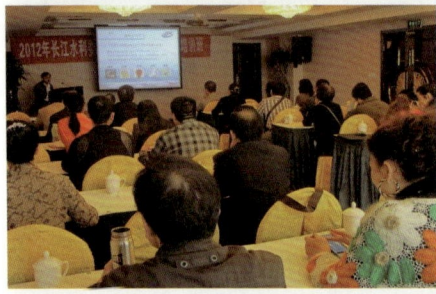
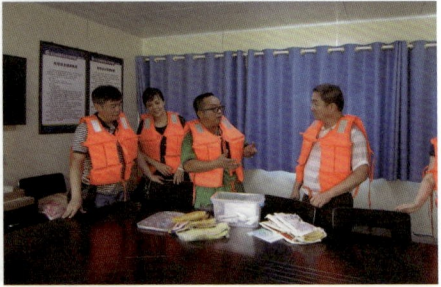
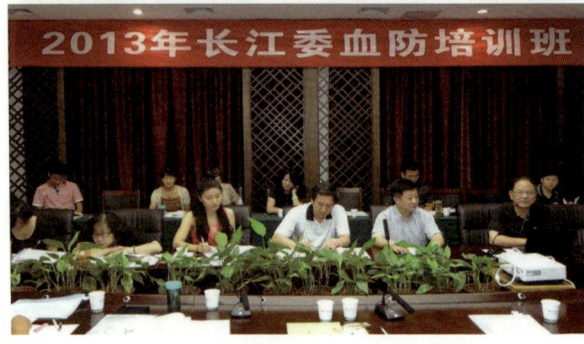

强化宣传、督察和培训工作

四、艰难历程

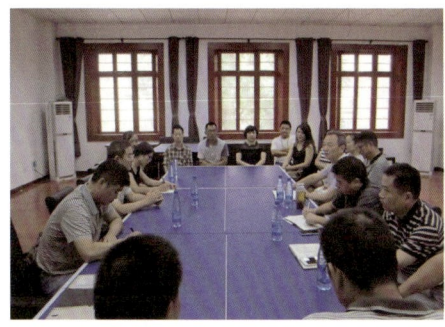
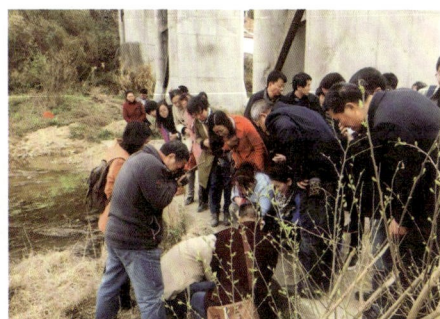

交流研讨与现场查勘

⑤发放物资

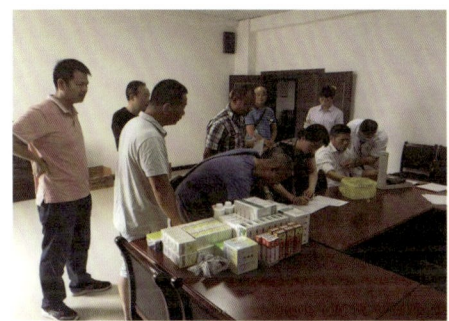
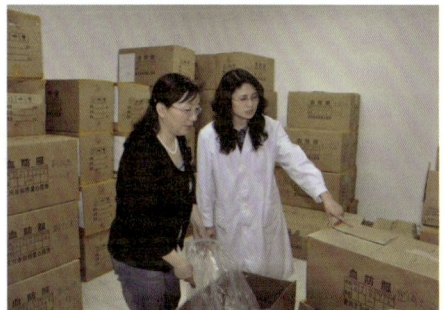

汛前物资发放

⑥考核与评价

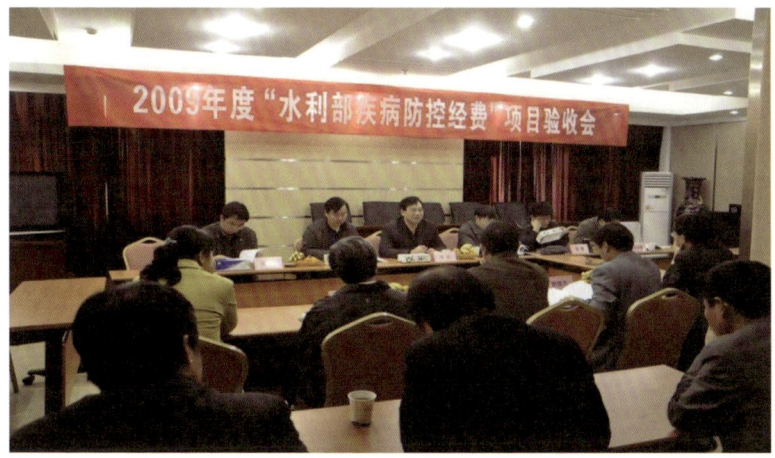

部级项目验收会

长江委血吸虫病防治 70 年回顾

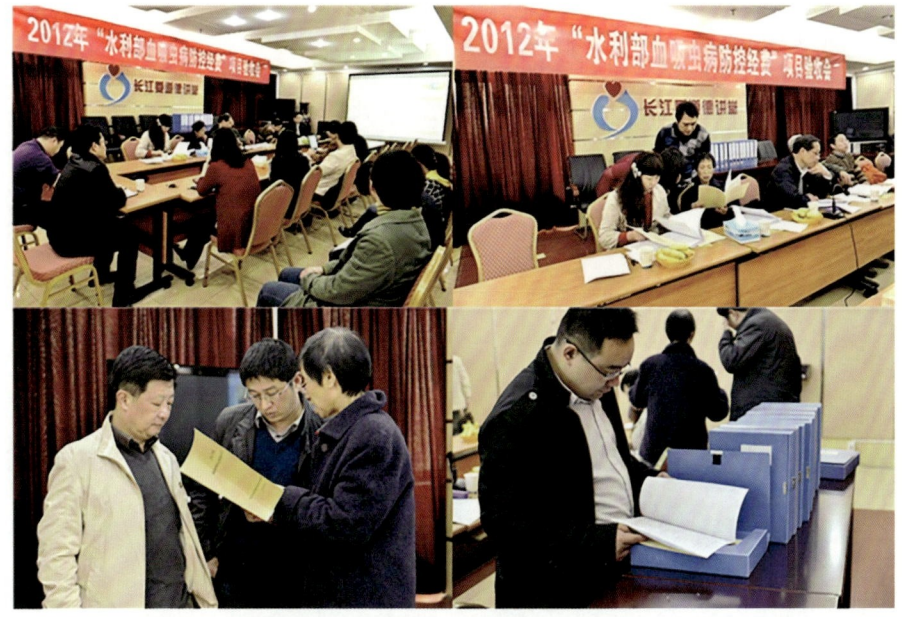

部级项目验收会

3. 防治成效

（1）截至 2023 年底，12 个流行省份全部达到了传播阻断标准，其中广东、上海、福建、广西和浙江等 5 个省（自治区、直辖市）继续维持消除巩固状态，四川（2017 年）、江苏（2019 年）、云南（2020 年）、湖北（2020 年）、湖南（2023 年）、安徽（2023 年）、江西（2023 年）先后达到了传播阻断标准。

根据各省防治工作进展统计，截至 2023 年底，累计 78.5%（354/451）的流行县已达到消除标准。

2022 年，全国现有晚期血吸虫病患者 28565 例，比 2012 年患者数（240597 人）下降了 88.1%。近 10 年间全国钉螺面积维持在约 36 亿平方米，感染螺面积由 2012 年的 172 万平方米降至 2014 年的 0，其后仅 2020 年在个别环境查出感染螺。

主动监测与被动监测数据显示，全国血吸虫病疫情已进入极低度流行水平，但局部地区仍存在传播风险。

（2）先后开展了一大批水利灭螺工程建设，水利灭螺成效显著；疫区面貌明显改善，过去的疫"点"、疫"区"，变景点、景区。

2004—2008年全国水利血防规划包括河流综合治理、人畜饮水、节水灌溉、小流域治理四大类工程项目规划和水利行业职工血吸虫病防治及能力建设规划，总投资68.72亿元。其中河流综合治理工程54项，治理总长度4807千米，投资31.16亿元；人畜饮水工程解困人数386万人，投资15.10亿元；节水灌溉渠道硬化10105千米，投资17.67亿元；小流域治理工程169个，投资1.48亿元；水利行业血防规划安排投资3.3亿元。

2009—2015年全国水利血防规划包括河流综合治理、灌区改造、农村饮水安全、小流域治理、水利行业血防五类项目，总投资106.23亿元。其中河流治理总长度2493千米，投资37.66亿元；灌区改造共硬化渠道5931千米，投资32.18亿元；农村饮水安全规划解决718万疫区群众饮水安全，投资35.31亿元；小流域治理5个，投资0.26亿元；水利行业血防规划投资0.83亿元。

这些规划项目实施后，有关部门配合其他综合治理措施，大幅度减轻血吸虫病疫情，压缩血吸虫病流行区范围，有效保障了工程附近流行区人民的身体健康，实现了《全国预防控制血吸虫病中长期规划纲要（2004—2015）》提出的预期目标。此外，工程实施还提高了河道抗冲能力，减少渠系水渗漏，有效发挥了防洪、灌溉等效益。对于减轻血吸虫病对疫区人群威胁，提高当地群众生活质量和水平，加快脱贫致富，有效改善疫区生态环境，促进地区经济社会可持续发展，具有巨大作用。

（3）2005—2023年底，为长江水利职工查病62014人次、治病及疗休养1453人次、查螺面积507.97万平方米、健康教育96005人次、举办委级培训班32次、布置监测点90个。

长江委疫区职工工作和生活区安全岛建设提档升级，安全岛内无钉螺发现；安全岛外有螺地带连续监测无阳性螺；已有 20 年无新发感染病人，历史感染病人陆续治愈、康复，无晚期血吸虫病病人。

（4）"血吸虫病防控"项目于 2013 年被纳入水利部绩效评价试点项目，经过努力如期实现了项目确定的目标（见第十章（四）附件：2005—2020 年"血吸虫病防控"项目工作总结）。

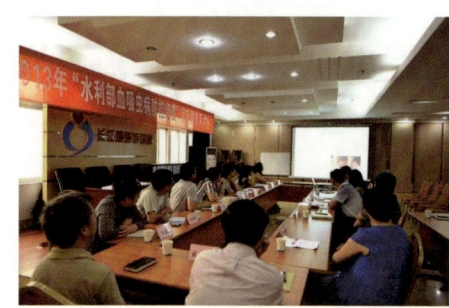 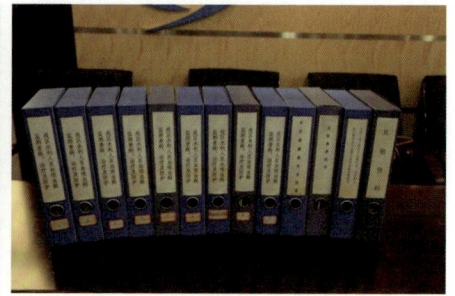

2013 年，"水利部血吸虫病防控经费"项目座谈会

2014 年，财政部对该项目的执行情况和绩效评价工作给予了高度评价，确认评价结果为优秀，并给予预算奖励 56.7 万元，实现预算与绩效结果挂钩。

小结

从 21 世纪初期以来，为预防、控制和消灭血吸虫病，保障人体健康、动物健康和公共卫生，促进经济社会发展，各省（自治区、直辖市）因地制宜不断优化了防控举措，血吸虫病防治工作取得了重大突破。这表明以传染源控制为主的血吸虫病综合防治策略，是我国在当前社会经济发展水平下的最佳血吸虫病防治策略，也是迈向血吸虫病消除目标的主要策略。

附件

治水送瘟神，利国惠民生：全国水利血防成就
（2011年3月）

　　血吸虫病是严重危害人民身体健康和生命安全、影响经济社会发展的重大传染病。近年来，由于各种因素的影响，我国血吸虫病疫情回升明显，尚有云南、四川、湖北、湖南、江西、安徽、江苏7省110个县未控制血吸虫病流行。2004年以来，按照党中央和国务院对血吸虫病防治工作的统一部署，水利部认真履行职责，从贯彻落实科学发展观、构建社会主义和谐社会、建设社会主义新农村的高度出发，以水利血防专项规划为指导，加强领导，抓好前期，加大投入，强化管理，大力推进重点疫区水利血防工程建设，有效遏制了血吸虫病在疫区蔓延的势头。

一、血防形势

（一）血吸虫病传播途径（略）

（二）我国血吸虫病流行区域类型

1. 湖沼型：主要分布在长江中下游疫区五省。

2. 山丘型：主要分布在云南、四川及江西部分地区。

3. 水网型：主要分布在江苏内河地区。

（三）血吸虫病对疫区人民群众生产生活带来的危害

1. 晚期病人常出现肝硬化、腹水等症状，治疗不及时可导致死亡。

2. 耕地荒芜。

3. 人民生活贫困。

（四）血吸虫病流行分布

1. 江苏省：血吸虫病人数1.6万人，流行县71个，钉螺面积7119万平方米。

2. 安徽省：血吸虫病人数6.0万人，流行县41个，钉螺面积28599

万平方米。

3. 湖北省：血吸虫病人数 28.4 万人，流行县 58 个，钉螺面积 78059 万平方米。

4. 江西省：血吸虫病人数 11.8 万人，流行县 39 个，钉螺面积 77165 万平方米。

5. 湖南省：血吸虫病人数 20.5 万人，流行县 34 个，钉螺面积 174925 万平方米。

6. 云南省：血吸虫病人数 4.7 万人，流行县 18 个，钉螺面积 1993 万平方米。

7. 四川省：血吸虫病人数 7.5 万人，流行县 62 个，钉螺面积 5321 万平方米。

截至 2003 年底合计：血吸虫病人数 80.5 万人，流行县 323 个，钉螺面积 373181 万平方米。

二、领导重视

党和国家领导人十分重视血吸虫病防治工作："一定要消灭血吸虫病！"

（一）政府抓落实

1. 召开全国血吸虫病防治工作会议。

2004 年，时任国务院副总理吴仪在湖南省岳阳市主持召开全国血防工作会议。

2004 年，国务院办公厅印发《国务院办公厅关于转发卫生部等部门全国预防控制血吸虫病中长期规划纲要（2004—2015 年）的通知》（国办发〔2004〕59 号），六部委制定了《血吸虫病综合治理重点项目规划纲要（2004—2008 年）》（卫疾控发〔2004〕357 号）。

2006 年，国务院颁布《血吸虫病防治条例》。

2. 水利部领导十分重视水利血防工作。

时任部长陈雷检查湖北省水利血防工作。

时任水利部副部长矫勇率血防春查小组在安徽省检查。

时任水利部副部长刘宁（兼总工）主持召开水利血防技术导则宣贯培训会。

时任长江水利委员会主任蔡其华率队考察湖南省水利血防工作。

时任水利部总规划师兼规划计划司司长周学文检查长江流域水利血防工程建设。

三、科学规划

（一）国家发展改革委批准了水利部组织编制的《全国血吸虫病综合治理水利专项规划报告（2004—2008年）》，规划建设内容如下。

1. 治理有螺河道。

2. 治理有钉螺分布的小流域。

3. 硬化灌区渠道。

4. 解决疫区饮水安全。

（二）水利血防主要工程措施

1. 河道护坡。

2. 渠道硬化。

3. 修建沉螺池。

4. 防螺隔离沟。

5. 中层取水。

四、规范管理

（一）完善水利血防工程前期工作

1. 审批可行性研究报告206项。

2. 审批初步设计报告197项。

（二）制定《水利血防技术导则》（试行）、《〈水利血防技术导则〉（试行）实施指南》

（三）开展水利血防技术培训

1. 开展《水利血防技术导则》宣贯培训，培训人数达 1300 余人次。

2. 编写水利血防项目设计参考提纲。

五、加强协调

（一）水利部建立水利血防工作联席会议制度

（二）协调、推进做好水利血防工作。

1. 指导直属机构长江水利委员会成立血防领导小组。

2. 水利部主持召开疫区七省推进水利血防项目工作座谈会。

3. 长江流域疫区七省相继建立水利血防工作联席会议制度，加强水利血防工作联系。

六、成效显著

（一）通过实施水利血防专项规划，直接消灭钉螺面积 1.45 亿平方米；解决疫区 790 万人饮水安全问题，比规划目标超额完成 404 万人；治理有螺河流（段）106 条，硬化护坡 1200 千米；结合 21 个大型灌区改造和实施 80 个中小型灌区水利血防专项治理工程，硬化衬砌有螺渠道 2800 千米；改造拦螺涵闸 1898 座。

治理有螺河道 1200 千米，硬化灌区渠道 2800 千米，改造拦螺涵闸 1898 座，解决疫区饮水安全 790 万人。

（二）血吸虫病人数由 2003 年的 80.5 万人下降到 2008 年的 41.29 万人，为全国基本实现《血吸虫病综合治理重点项目规划纲要（2004—2008 年）》的预期目标作出了重要贡献。同时，水利血防工作促进了社会和谐和社会主义新农村建设。

（三）疫区七省具体情况。

1. 云南省。

安排水利血防工程投资 56961 万元，其中中央投资 26898 万元。开工建设水利血防工程 19 项。

血吸虫病病人数由 2003 年 46750 人降为 2008 年 1678 人。所有流行县达到疫情控制标准，4 个县达到传播控制标准，达标率 67%。

2. 四川省。

安排水利血防工程投资 67919 万元，其中中央投资 34623 万元。开工建设水利血防工程 25 项。

血吸虫病病人数由 2003 年 76888 人降为 2008 年 8946 人。所有流行县达到疫情控制标准，23 个县达到传播控制标准，达标率 100%。

3. 湖北省。

安排水利血防工程投资 179575 万元，其中中央投资 67299 万元。开工建设水利血防工程 39 项。

血吸虫病病人数由 2003 年 295383 人降为 2008 年 178776 人。所有流行县达到疫情控制标准，2 个县达到传播控制标准。

4. 湖南省。

安排水利血防工程投资 122928 万元，其中中央投资 40679 万元。开工建设水利血防工程 24 项。

血吸虫病病人数由 2003 年 205461 人降为 2008 年 92932 人。所有流行县达到疫情控制标准，9 个县达到传播控制标准，达标率 60%。

5. 江西省。

安排水利血防工程投资 76596 万元，其中中央投资 27090 万元。开工建设水利血防工程 47 项。

血吸虫病病人数由 2003 年 131253 人降为 2008 年 90322 人。所有流行县达到疫情控制标准，2 个县达到传播阻断标准。

6. 安徽省。

安排水利血防工程投资 125595 万元，其中中央投资 41766 万元。开工建设水利血防工程 18 项。

血吸虫病病人数由 2003 年 60647 人降为 2008 年 36812 人。所有流行县达到疫情控制标准，2个县达到传播控制标准。

7. 江苏省。

安排水利血防工程投资35088万元，其中中央投资11194万元。开工建设水利血防工程20项。

血吸虫病病人数由2003年25438人降为2008年2396人。所有流行县达到疫情控制标准，2个县达到传播控制标准，达标率100%。

8. 水利行业血防。

近年来，水利部通过在疫区基层单位开展以改水、改厕、环境改造等为主的血防安全区（带）建设，有力保障了水利职工的身体健康，改善了职工的工作和生活环境。

安全区建设、改厕、改水、水文观测道路。

七、结语

近年来，水利血防取得了可喜的成绩，但仍是一项长期和艰巨的任务。面对水利血防的新形势，水利部及其疫区各级水利部门将全面贯彻落实科学发展观，按照党中央、国务院的总体部署，根据国家血防中长期规划纲要的要求，进一步加大工作力度，坚持不懈地做好水利血防工作，继续书写水利血防的新篇章，为全国彻底根治血吸虫病，全面建设小康社会做出更大的贡献！

五 水利血防的作用及经验

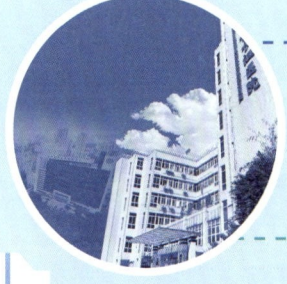

作为长江流域健康守护的重要力量，血防人始终将水利工程与血吸虫病防控深度融合，开创性地践行"水利血防"理念。多年来，长江委血防领导小组（血防办）协同水利部门，在河道疏浚、涵闸改造、灌溉系统优化等工程中嵌入灭螺防病策略，通过环境改造切断传播途径，减少人畜接触疫水风险，形成了"以水治虫、以水利民"的独特防控模式。

（一）水利血防作用

血防工作直接关系到人民群众的身体健康和生命安全，水利血防是血防工作的重要组成部分，也是水利工作的一项重要任务。水是血吸虫病传播的重要环境，钉螺是血吸虫唯一的中间宿主。水利血防主要是结合江河综合治理、节水灌溉、人畜饮水和小流域综合治理等水利工程，改变钉螺生存环境，防止钉螺滋生扩散，从而达到减少人群感染血吸虫病几率的目的。水利血防主要措施及其作用如下：

1. 工程措施

水利血防措施包括护坡、岸边灭螺带、隔断、抬洲降滩、渠道硬化、沉螺池、中层取水、拦网工程、饮水工程、小流域治理、控制水位、兴林、水利血防工程的施工管理和运行管理共14种。

（1）河道护坡、渠道硬化灭螺。在防洪、河道治理或灌区建设、改造时，对河道或有螺渠道采用混凝土或其他材料衬砌，使钉螺无法生存和繁衍。

（2）隔断灭螺。在堤防外侧修筑护堤平台，覆盖堤脚和部分堤坡。结合筑台取土，一般形成宽3～5米、深2米的隔离沟，沟中常年淹水（每年至少连续8个月），从而隔断或杀灭钉螺。

（3）抬洲降滩灭螺，将江河（湖）中滩地高程降至常年水位以下，岸边洲地抬高至无螺分布的高程以上，使钉螺无法生存和繁衍。

（4）涵闸设沉螺池灭螺。在易感地带涵闸的闸口处修建沉螺池，使经过沉螺池的水流流速骤减，钉螺随水流进入沉螺池时，沉淀于池底，可防止钉螺向渠道扩散，然后用药物杀死池内钉螺。

（5）中层取水。根据钉螺主要分布在河岸常水位线上下1米范围内的习性，将引水涵闸的进水口底板高程置于当地最低有螺分布高程以下2～3米，避开有螺水层。

（6）人畜饮水工程。采取建水厂、修建蓄水池、打井等办法，解决疫区人畜饮用水安全问题，减少生活中接触疫水的几率。

（7）小流域治理。通过结合小型人畜饮水工程（塘堰整治、修建水窖等）、坡面水系工程（小型排灌沟渠、山坡截排水沟等）等小流域治理工程措施，改善疫区人居环境。

2. 非工程措施

制定水库、涵闸等水利设施的调度方案，调节水位、蓄水灭螺，开展健康教育和水利从业人员个人防护等非工程措施。

（1）制定水库、涵闸等水利设施的调度方案。坚持预防为主，加强雨情、水情、旱情的监测预报预警，实现水利工程科学调度，最大限度降低水旱灾害风险。

（2）调节水位、蓄水灭螺。位于易感地带的水库（或湖泊）、涵闸等工程，通过合理制定水位调节方案，使蓄水水位在当地钉螺分布高程1～2米以上，蓄水时间至少持续8个月以上，达到水位灭螺。

（3）开展血防知识健康教育。每年扎实开展"四个一"宣传教育（即一次生动的血防宣传日健康教育活动、一次专兼职血防员技能培训班、一次全员参与的血防知识竞赛、一次血防健康教育基层行活动），并加强监督考核检查，90%职工接受血防知识、态度、行为教育，自觉参与防治工作，取得显著效果。

（4）从业人员个人防护等。从事水上作业的人群在进行露营、洗漱、洗衣服等活动时，须采取穿戴雨衣、雨裤、胶鞋和血防服，以及身体暴露部位涂抹防蚴灵等措施。

（5）水利行业血防：通过在疫区基层单位开展以改水、改厕、环境改造等为主的血防安全区（带）建设，有力保障了水利职工的身体健康，改善了职工的工作和生活环境。

（二）水利血防工作经验

早在20世纪50年代，血吸虫病防治工作已被纳入水利规划，1959年完成的《长江流域综合利用规划要点报告》就提出了水利灭螺规划。1990年经国务院审批同意的《长江流域综合利用规划简要报告（1990年修订）》，将血吸虫病防治作为规划内容之一。20世纪80年代，水利部根据中央血防工作精神，成立了血防工作协调小组，把血防工作放在十分重要的位置。在"八五""九五""十五"期间，根据水利部安排，长江委编制了水利血防计划，强调了在大江、大河、大湖综合治理中要结合灭螺进行工程建设。水利部还组织长江委等单位开展了多个水利血防科研项目的研究工作，在湖北省应城市和湖南省岳阳县开展了水利血防综合治理和科学防治的试点工作。

在疫区的水利工程建设中，本着综合治理、水利结合灭螺的原则，积极开展水利血防工程建设，取得了比较明显的防治效果，摸索出一些成功的经验。

1. 领导重视，责任明确

落实分管领导和责任单位，明确各部门的责任和分工，是开展水利血防工作，取得良好灭螺效果的重要保证。

2. 规划指导，逐步实施

对疫区的水利血防工程，事先做好规划，结合水利工程建设，按轻重缓急分步实施。对灭螺效果明显的水利工程，优先列入水利前期工作计划，加大前期工作力度，从而促进水利血防工程项目的实施。

3. 三个结合，一个重点

"三个结合"即结合河道整治或防洪工程建设、结合农田水利建设、结合小流域治理进行灭螺工作；"一个重点"是指把血吸虫病流行严重的疫区作为水利血防工作的重点。

4. 团结协作，综合治理

水利血防作为血吸虫病综合防治的措施之一，须加强与卫生和其他部门的沟通和协作，通过各部门的综合治理，才能达到良好的防治效果。

5. 科学灭螺，注重实效

为了掌握有效的水利血防措施，水利部根据当时水利血防的需要，将湖北应城市和湖南岳阳县列为水利血防综合试点。通过跟踪检查、大量的现场研究和实验探索工作，取得了有益的经验，起到了以点带面的作用，推动了水利血防工作的开展。

六 科研攻关

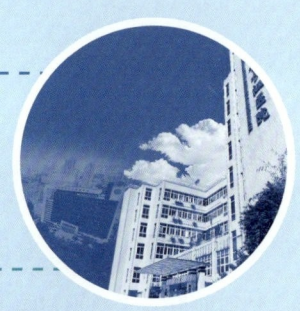

面对血吸虫病这一与水文生态深度交织的复杂疾病,血防人立足流域特性,致力于突破病原检测、传播阻断、靶向治疗等关键领域的技术壁垒。依托国家级重点实验室与多学科交叉团队,血防人在血吸虫病科研领域取得多项标志性成果。

科研赋能防治,创新守护江河。血防人持续将实验室成果转化为一线防控利器,为长江流域构筑起坚实的科技防线,更以中国智慧为世界血吸虫病治理注入新动能。

六、科研攻关

（一）科学研究

1. 20 世纪 80 年代末开始，长江科学院通过产学研用联合、多学科交叉协同，开展了钉螺运动规律研究、钉螺扩散规律研究、水利工程运用对钉螺和血吸虫病扩散的影响研究、水利血防技术研究等，揭示了钉螺沉降、起动、输移等运动机制及其扩散对环境要素的响应规律，创立了钉螺运动扩散基本理论；阐明了重大水利工程（三峡工程、引江济汉工程、平垸行洪、退田还湖等）运行对钉螺和血吸虫病扩散的影响规律；提出了高效阻螺和灭螺的工程与非工程措施，解决了其中的关键科学技术问题，制定了相应参数的确定方法和标准，建立了完整的水利血防技术体系。

2. 开展长江流域水利血防措施防灭螺效果监测和评价。为了定量地评价国家发展改革委批复、长江水利委员会编制的《全国血吸虫病综合治理水利专项规划报告（2004—2008 年）》已完工的 326 项水利血防工程措施，长江水利委员会血防办公室联合疫区七省血防部门和水利部门，计划用五年时间（2017—2021 年）在疫区七省——云南、四川、湖北、湖南、江西、安徽、江苏，选择 75 个以上河流综合治理和灌溉渠道硬化的水利血防措施，开展防灭螺效果监测，并根据 2007—2011 年七省参加建立的《长江流域水利血防措施评价指标体系》，对完工 5 年以上的水利血防工程防灭螺效果及工程运行管理进行指标定量评估。

3. 开展疾病预防研究。完成《蒿甲醚口服预防血吸虫病感染》《水上作业人员血吸虫病感染防治对策的研究》《药物防治血吸虫性肝硬化的研究》《日本血吸虫病现场快速疗效考核诊断方法的研究》和《血吸虫病防护服的应用研究》等项目的国家和部级立项，研究成果在工作中得到应用，取得良好效果。

（二）科学成果

1. 科研成效

（1）创立了钉螺运动扩散基本理论

通过大量室内试验和系统的理论分析，科学测定了活钉螺及螺卵容重，揭示了钉螺在水中沉降和起动规律，建立了钉螺和螺卵静水沉速、钉螺动水沉速及起动流速的计算公式。

（2）揭示了钉螺扩散规律

①揭示了钉螺对水压、表层土壤含水率等生存环境要素变化的响应机理，提出了最适宜钉螺生存及死亡的表层土壤含水率阈值。

②阐明了钉螺随水流纵向扩散和随水位横向扩散的规律。随水流纵向扩散形式包括三种，一是水面漂浮输送；二是以推移形式输送；三是以悬移形式输送。

③根据钉螺在河湖洲滩呈带状分布，且分布高程随水位涨落而变化的特点，结合大量野外观测资料，分析揭示了钉螺分布高程随水位变化的调整存在滞后响应的规律。

（3）揭示了水利工程运行对钉螺扩散和血吸虫病传播的影响规律

①通过实测资料分析、数学模型计算和物理模型试验，在分析研究三峡工程运用后坝下游水文情势及河道冲淤变化规律的基础上，从洲滩钉螺密度、适宜钉螺生存洲滩水淹过程及钉螺随洪水扩散等方面阐明了三峡工程的影响规律。

②揭示了南水北调中线配套工程引江济汉工程区域的钉螺和血吸虫病的扩散风险，针对其取水口工程提出了"沉沙结合沉螺"的措施控制

钉螺扩散，通过物理模型试验优化工程布置和设计，解决了大流量引水条件下控制钉螺扩散技术难题。

③厘清了不同类型民垸实施"平垸行洪、退田还湖"后人类活动及环境要素的变化差异，回答了不同民垸"平""退"后钉螺及血吸虫病扩散结果出现极大反差的原因，并针对不同民垸提出了相应的防控策略。

（4）构建了水利血防工程效果评价体系

①根据阻、灭螺等不同水利血防工程的工程特点，提出了水利血防工程效果评价的依据和方法。

②根据水利血防工程的特性，从控螺、防病、设计与运行管理、目标可持续性及生态环境与社会影响等多方面，构建了水利血防工程效果评价体系。

③依据水利血防工程效果评价体系，对长江流域的河流综合治理、灌区改造等多项水利血防工程效果进行了综合评估，实现了水利血防工程效果评估的标准化。

（5）建立了水利血防技术体系和标准

①根据钉螺起动、沉降和扩散规律，研究提出了沉螺池阻螺工程措施及其长、宽、高等参数的理论计算方法；研究解决了沉螺池和拦螺墙布置、结构型式等关键技术。

②依据钉螺分布的特点，结合分层取水原理，研究提出了中层取水技术阻止钉螺扩散，即通过设置取水口的高程，使得表层有螺水不能进入取水口，从而达到无螺取水的目的。

③研究提出了硬化护坡、抬洲降滩、填塘灭螺、防螺平台、防螺隔离沟以及填湖汊等灭螺工程措施的设计参数和技术标准，提出了不同工程措施的适用条件。

④提出了水利血防规划，涵闸（泵站）、堤防、灌排渠系、河湖整治、饮水等血防工程设计，水利血防工程施工和运行管理等实施的规范和依据，建立了水利血防技术体系，制定了《水利血防技术导则》（SL/Z 318—2005）、《水利血防技术规范》（SL 318—2011）和《水利血防技术规范》（SL/T 318—2020）。

（6）完成《长江流域水利血防措施防灭螺效果监测和评价报告》

结题会议于 2021 年 10 月 18—20 日在重庆市召开。参加会议的有来自安徽、江西、江苏、云南、四川、湖南、湖北血吸虫病防治研究所的水利血防专家和相关人员 13 人，与会专家提出了宝贵意见。水利血防措施监测与评价工作自 2017 年启动，一直持续到 2020 年，总共选取 48 个监测点，其中河流综合治理项目 23 个、节水灌溉项目 24 个，水利行业血防 1 个。本次评价采用的钉螺密度、人群阳性率、直接消除钉螺孳生环境和控制影响钉螺孳生环境等指标比较合理，也能反映工程实施的血防效果，同时对工程整体的防洪、灌溉等水利效益进行了分析，反映了水利血防工程的水利与血防的双重效益。报告同时反映了工程时效性和后期维护方面的问题，并为工程的后期运行、维护等方面的监督与管理提出了相关的合理建议。

鉴定专家一致认为，该项目完成了预期研究任务，监测数据和材料真实可信，评价方法合理，结论正确，取得的效果显著，同意结题。

2. 科技奖励

（1）国家级

2001 年，项目《蒿甲醚预防日本、曼氏和埃及血吸虫病的应用及基础研究》获年度国家科技进步奖二等奖（2001 年度国家科学技术进步奖目录 J-233-2-10-D04）。

六、科研攻关

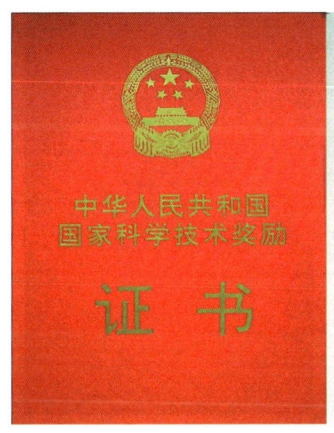
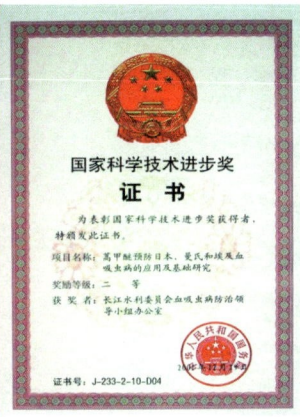

（2）省部级

1997年，"江河水系灌溉系统防制钉螺扩散技术"获得该年度湖北省科技进步奖一等奖。

2001年，"三峡建坝与江汉平原血吸虫病传播关系研究"获得该年度湖北省科技进步奖二等奖。

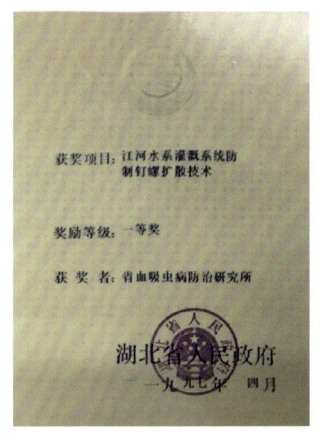
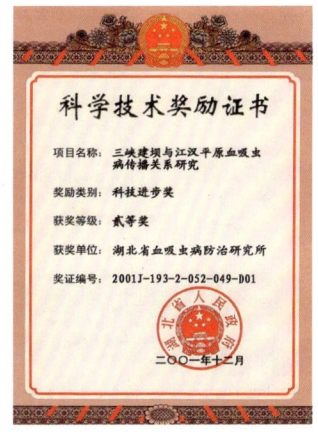

2022年，"《水利血防技术规范》（SL/T 318—2020）"获得该年度中国工程建设标准化协会标准科技创新奖一等奖。

2014年，"水利血防理论及关键技术研究与应用"获得该年度大禹水利科学技术奖一等奖；

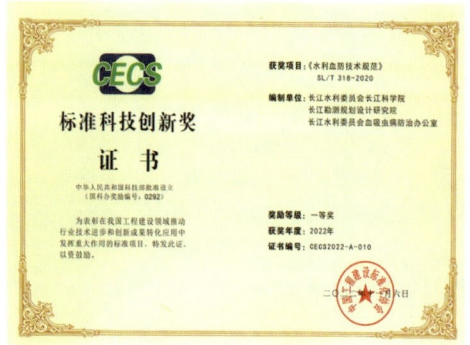
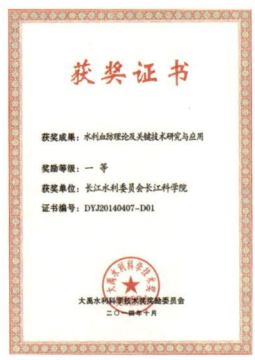

（3）其他

2018年12月，为纪念毛泽东主席《七律二首·送瘟神》发表60周年，根据国家卫生健康委办公厅《关于开展血吸虫病防治系列宣传活动的通知》（国卫办疾控函〔2018〕230号）精神，在中国血防科技成果评审中，长江科学院牵头和合作完成的《水利血防理论及关键技术研究与应用》和《江河水系灌溉系统防制钉螺扩散技术》获中国血防重大科技成果奖（中地协字〔2018〕第08号）。

3. 科研著作

出版专著3部，为《〈水利血防技术导则〉（试行）SL/Z 318—2005实施指南》《水利血防理论与技术》《水利工程与血吸虫病防治》。

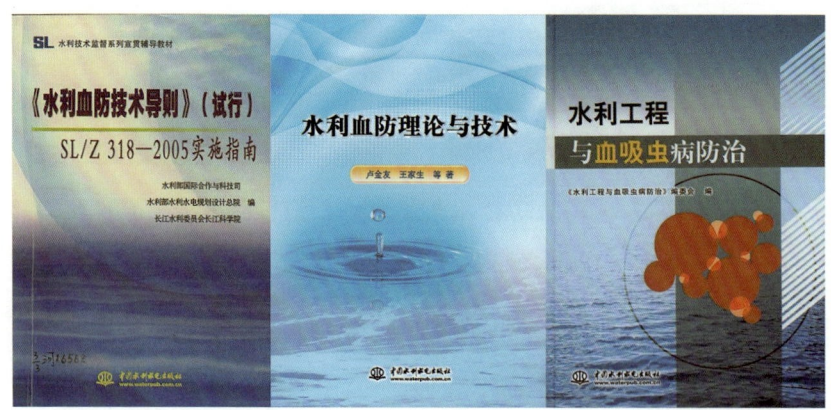

出版的专著

4. 标准规范

制修订标准4部，为《水利血防技术导则》（SL/Z 318—2005）、《水利血防技术规范》（SL 318—2011）、《水利血防技术规范》（SL/T 318—2020）和《长江水利委员会血吸虫病防治监测中心血吸虫病查病治病技术规范》。

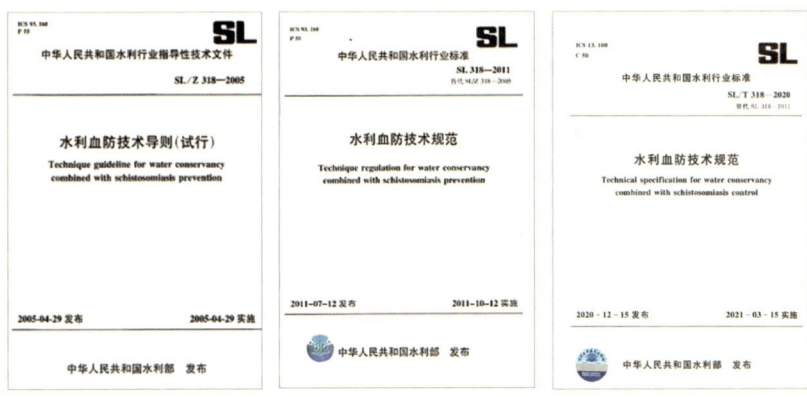

制修订的标准规范

5. 期刊论文

共发表论文40余篇，其中SCI收录10余篇，发表于 *Acta Tropica*、*Ecological Informatics*、*Ecohydrology*、*Tropical Medicine and Infectious Disease* 等行业主流期刊。

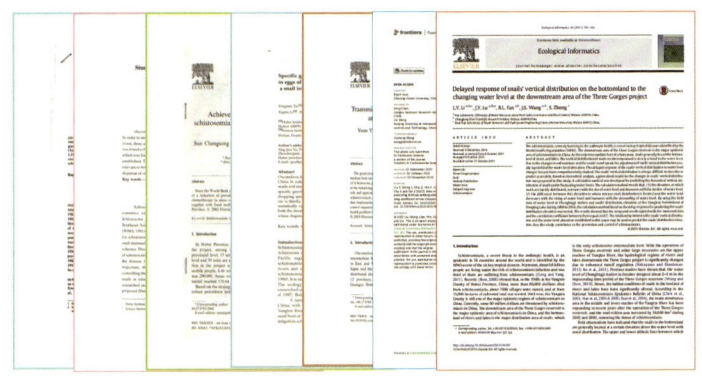

发表的代表性论文

6. 专利

共获得国家专利 15 项，其中发明专利 6 项。

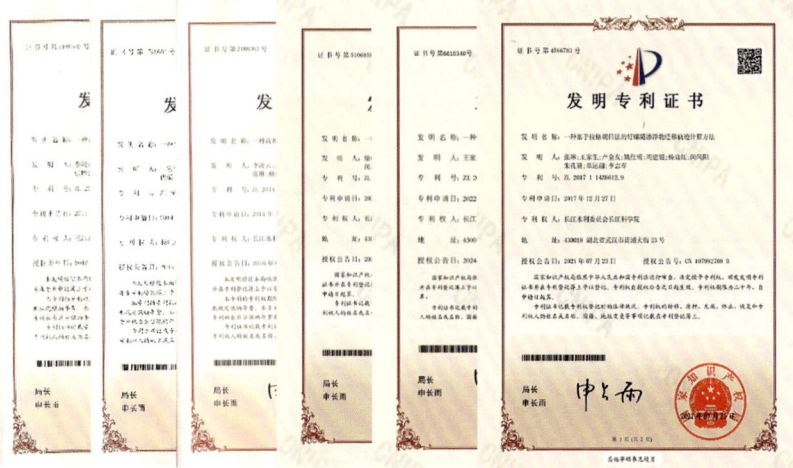

取得的发明专利

（三）人才学科

1. 学科建设

（1）水利血防是长江科学院的特色和优势专业，也是水利部长江中下游河湖治理与防洪重点实验室重点发展方向之一。本学科方向科研力量雄厚，科研经费充足，围绕钉螺运动扩散理论、大型水利工程对钉螺扩散影响、钉螺的水利防控新技术、水利血防技术应用与推广等方面开展了长期深入的研究，取得了一系列创新性的成果。近年来，先后主持和参与完成了国家科技支撑计划、国家重点研发计划、国家自然科学基金、水利部公益性行业专项等项目20余项，同时还积极拓展国际合作项目，承担的亚洲合作基金项目"东盟国家水利血防体系建设与示范"已结题。水利血防方面的研究处于国内行业领先地位。

（2）长江医院（血吸虫病防治监测中心）长年致力于血吸虫病的诊断和治疗工作，是湖北省和武汉市寄生虫病（疟疾）定点医院，承担全长江委血吸虫病、肝炎、肺结核和热带病（国外项目）防治、科研、培训、技术指导、健康教育等工作。有血吸虫病研究室、治疗研究室、诊断研究室等。"血吸虫病诊断"是长江医院优势学科，诊断室为省、市血吸虫病诊断参比实验室，形成了血吸虫病流行病学、诊断学和健康教育学等优势学科。

2. 人才队伍

（1）水利血防人才。现有专业人员10余人，其中具有博士和硕士学位以上人员约90%，有享受国务院政府特殊津贴专家2人、水利部青年科技英才1人，获钱宁泥沙科学技术奖2人，省部级人才或其他荣誉称号 10 余人次，已培养研究生 10 余人，形成了一支爱岗敬业、清正廉洁、科研水平高、业务能力强的水利血防科研团队。

（2）血吸虫病预防及治疗人才。现有专业技术人员 36 人，其中正高级职称 6 人、副高级职称 8 人、中级职称 14 人。有血防楷模 1 人，血防卫士 2 人。这支队伍常年在长江流域水利工程、水文站（点）（重点位于洞庭湖、鄱阳湖地区）开展区域螺情和职工患血吸虫病的动态监测，具备流行病学调查、查灭螺、血吸虫病早诊断及早治疗的能力，有血吸虫病疫情突发处置的经验。

2023 年 10 月，长江医院（血吸虫病防治监测中心）获武汉市寄生虫病防治技术竞赛团体二等奖。

2009 年 6 月，黄所新获武汉市疾病预防控制中心寄生虫病镜检培训提高班暨技能竞赛一等奖。

2023 年 10 月，张兰获武汉市寄生虫病防治技术竞赛个人技能二等奖、个人综合优秀奖。

2024 年 7 月，胡学权获武汉市寄生虫病防治技术竞赛个人技能优秀奖。

（四）国内合作交流

先后与武汉大学、华中科技大学同济医学院、中国疾病预防控制中心寄生虫病预防控制所、流域七省寄生虫病防治研究所等单位建立了科研协作关系。与湖南、湖北、安徽、江西、江苏等寄生虫病所签署关于协作创新血防工作协议书，定期召开水利血吸虫病防治工作年会和协调会，通过春查秋会与重点疫区的七省合作，巩固长江委血防成果。

在《水利血防技术导则》《水利技术规范》的编制过程中，先后调研了血吸虫病流行的七省（江苏、安徽、江西、湖南、湖北、四川和云南）血防所和10多家水利单位（如湖北省水利水电勘测设计院、湖南省水利水电勘测设计研究总院、湖南省洞庭湖水利工程管理局、安徽省水利水电勘测设计院、江西省水利科学研究院、江苏省水利勘测设计研究院有限公司、四川省水利水电勘测设计研究院、云南省水利水电勘测设计研究院、武汉市水务科学研究院、益阳市水利水电勘测设计研究院、常德市水利水电勘测设计院、岳阳市水利水电勘测设计院等）。

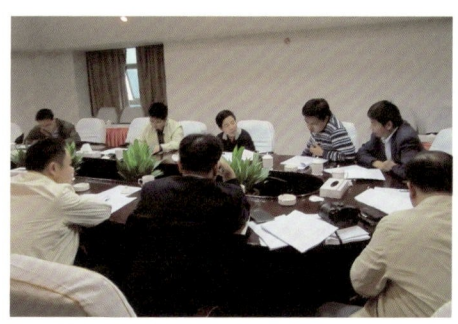

与湖南洞庭湖水利工程管理局座谈交流

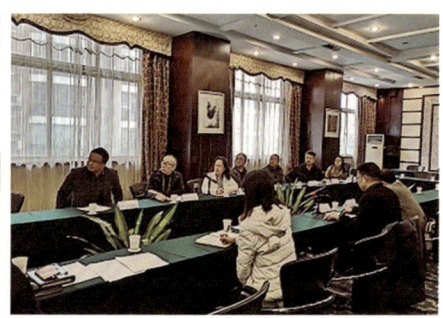

与湖北、湖南、江西、江苏等省血防专家进行项目讨论交流

在水利部公益性行业专项《三峡工程运用对下游洲滩血吸虫扩散影响研究》中，与湖北省和湖南省血吸虫病防治所以及相关单位等密切协助配合，高质量地完成了项目的研究工作，综合评价为 A 级。在各类项目和奖项的申报中，加强了与中国疾病预防控制中心寄生虫病预防控制所、江苏省血吸虫病防治研究所等血防单位的合作和交流。

在流域 7 省寄生虫病防治研究所的支持下，高质量完成《长江流域水利血防措施防灭螺效果监测和评价报告》。

此外，通过积极参加各类血吸虫病及其他寄生虫病的专业会议，进一步扩大和国内相关单位的交流与合作，扩大了水利血防工作的影响力。

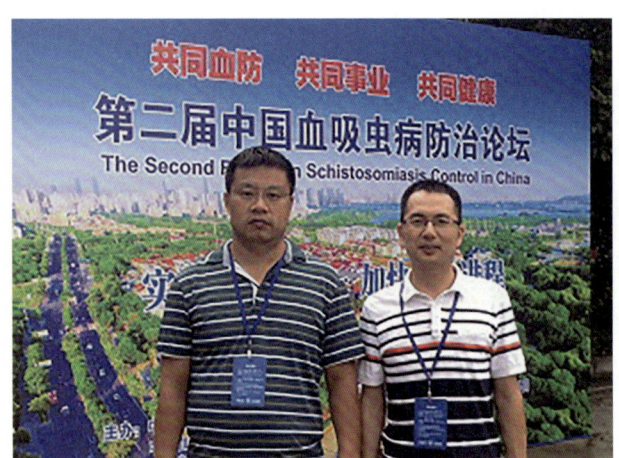

参加第二届中国血吸虫病防治论坛

（五）国际交流

近年来，积极开展水利血防方面的国际交流合作。

2023年，长江科学院河流所获批承担了亚洲合作资金项目"东盟国家水利血防体系建设与示范"。同年4月，邀请外方合作单位印尼茂物农业大学Fadjar Satrija教授、印尼国家研究与创新署Helena Ullyartha高级研究员来华交流，并参观了沌口科研基地长江防洪模型和水利血防实验水槽、荆州的国家寄生虫资源库钉螺与血吸虫保藏基地（公安县钉螺生态站）、引江济汉工程取水口段沉沙池结合沉螺池工程和太湖港金秘渠沉螺池工程。

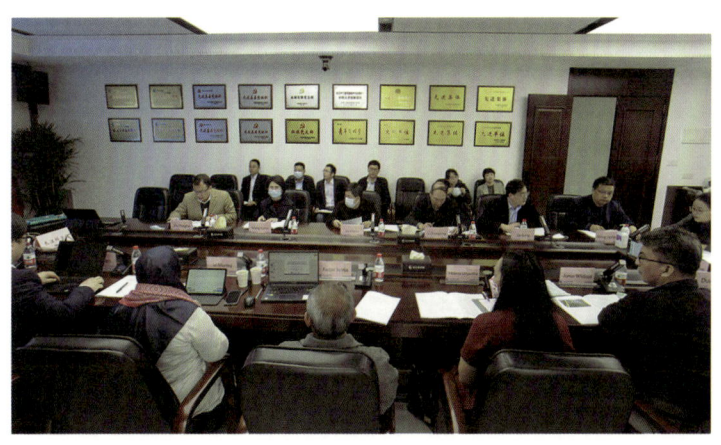

《东盟国家水利血防体系建设与示范》项目学术交流

2023年7月，菲律宾大学Ian博士和菲律宾卫生部东米沙鄢健康发展中心Agnes女士应邀访问长江科学院，并赴荆州市开展水利血防调研。菲律宾血防专家先后参观调研了长科院沌口科研基地长江防洪模型和水利血防实验水槽、长江医院（血吸虫病防治监测中心）、国家寄生虫资源库钉螺与血吸虫保藏基地、公安县血防所、血防教育馆以及引江济汉工程取水口段沉沙池结合沉螺池工程、太湖港金秘渠沉螺池工程和马家咀沉螺池工程等。

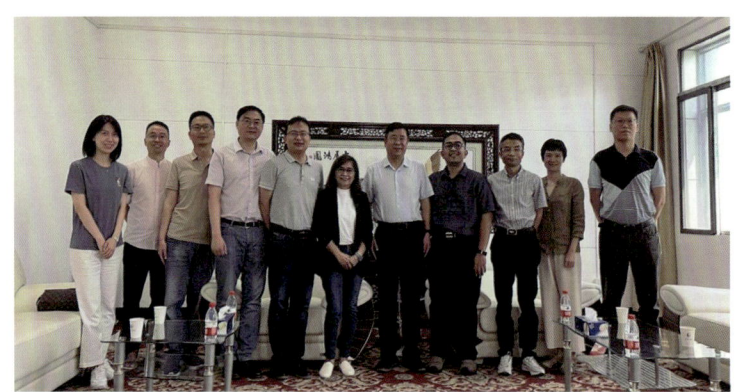

菲律宾来宾访问长江科学院

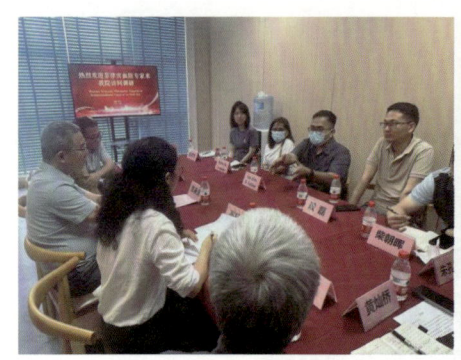
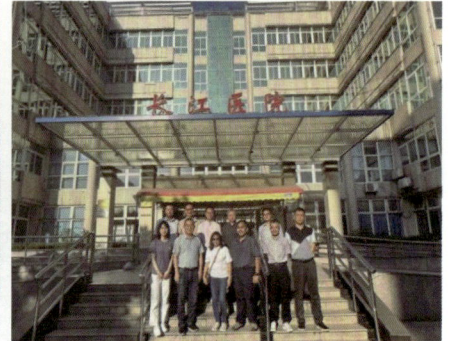

菲律宾来宾访问长江医院（血吸虫病防治监测中心）

2023年，水利血防专家16人于6月和11月两批次访问了菲律宾。访问期间，先后与菲律宾大学理学院以及菲律宾血吸虫病典型流行区莱特岛的血防专家、菲律宾国家灌溉管理局（NIA）主管、第8区分局主管和菲律宾大学代表等进行交流座谈，水利血防专家以报告和宣传册形式介绍了我国的水利血防技术及经验，并对莱特岛血吸虫病的疫情、实验诊断、治疗方法等有了全面的了解，向菲律宾卫生部东米沙鄢健康发展中心（DOH）捐赠了日本血吸虫病抗体检测试剂盒（1000人份）。11月，在莱特岛举行了水利血防示范工程开工仪式，当地各界民众 50 余人出席。

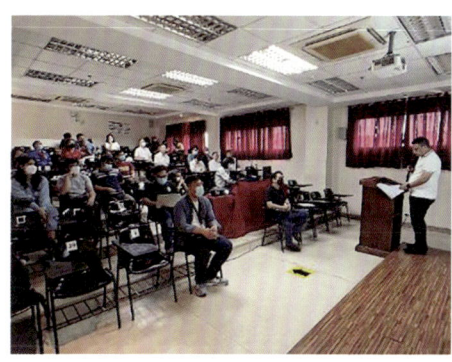
菲律宾大学学术交流

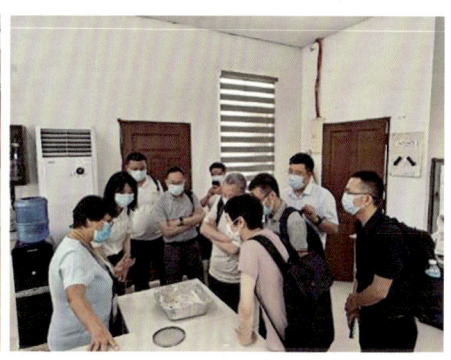
调研血吸虫病研究与训练中心（SRTC）

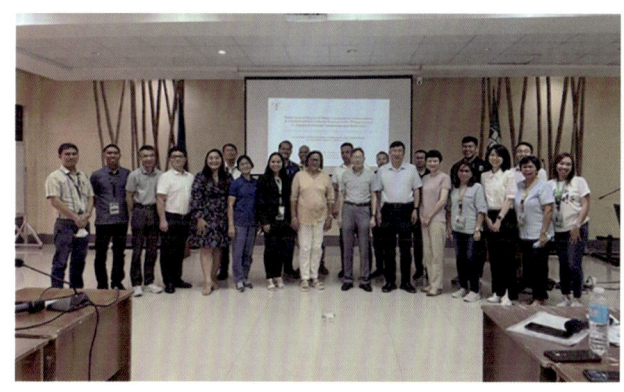

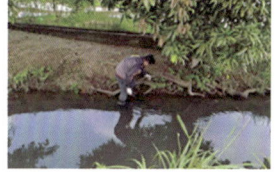

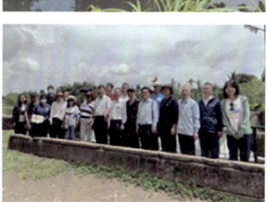

现场查勘采样与会议总结

2023 年 11 月，水利血防专家闵凤阳受邀参加了在柬埔寨暹粒召开的"第 23 届亚洲血吸虫病及其他重要蠕虫病合作网络会议暨消除被忽视热带病全健康策略培训"。在此次会议上，闵凤阳作了题为"China Case：Water Conservancy Project in Schistosomiasis Control（中国案例：水利血防工程）"的报告，详细汇报了我国水利血防理论与技术相关研究成果，推介了水利血防技术及规范，介绍了典型水利血防工程案例和实施效果，分享了我院正在承担的亚洲合作基金"东盟国家水利血防体系建设与示范"项目取得的进展。

七

成就与展望

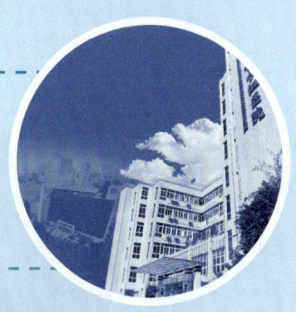

　　70多年众志成城，70多年砥砺奋进，70多年伟大实践，长江委人书写了中国血防事业和水利血防的辉煌成就。

七、成就与展望

（一）辉煌成就

1. 全面实现战略目标

根据中国疾控中心最新的全国血吸虫病疫情通报，截至 2023 年底，12 个血吸虫病流行省（自治区、直辖市）中，上海、浙江、福建、广东、广西等 5 个省（自治区、直辖市）继续维持血吸虫病消除状态，云南、湖北、安徽、江西、湖南等 5 个省已通过传播控制达标验收，在我国实施血防中长期规划中形成的各项成果发挥了重要作用。

2023 年年底，血吸虫病全国 451 个血吸虫病流行县（市、区）中，354 个（78.49%）达到消除标准，97 个（21.51%）达到传播阻断标准。

2. 水利血防成绩斐然

水利血防是血吸虫病综合防治工作重要组成部分，主要通过水利措施改变钉螺孳生环境，阻断钉螺扩散途径，从而达到减少人群感染血吸虫病的目的，解决了药物灭螺"年年灭，年年光，年年还是老地方"，螺情反复的问题。

（1）通过实施水利血防专项规划（截至 2023 年底），累计灭螺面积 4.9 亿平方米，控制影响钉螺面积超 30 亿平方米，解决血吸虫病流行区 1100 多万人和 153 万口牲畜用水困难，有力保障了人民生命健康。

全国血吸虫病病人数由 2003 年的 80.5 万人下降到 2023 年的不足 3 万人，为全国基本实现《血吸虫病综合治理重点项目规划纲要》的预期目标作出了重要贡献。同时，为全面建成小康社会提供了水利支撑。

（2）水利行业血防

在水利部的关心、关怀下，通过在长江流域疫区基层单位开展以改水、改厕、环境改造等为主的血防安全区（带）建设，有力保障了水利职工的身体健康，改善了职工的工作和生活环境。

截至2023年底，长江流域水利职工工作和生活区安全岛建设提档升级，无螺区持续巩固；职工血防知识普遍提高，20年无急性感染病人；现登记在册的历史感染病人大多治愈，需护肝治疗人数逐年减少，现已不足100人，无晚期血吸虫病病人。

七、成就与展望

（二）主要工作亮点

1. 主要业绩

一是建立了一套行之有效的科学方法。掌握了流行规律和防治策略，形成了一批科研成果，血吸虫病防治中国智慧、中国经验、中国方案正走向世界，惠及世界。

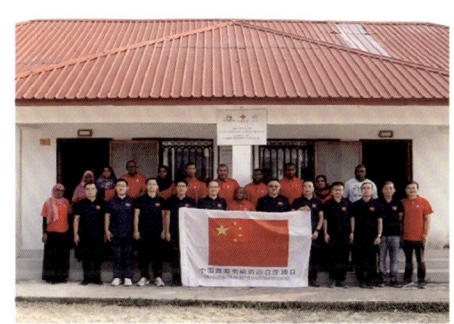 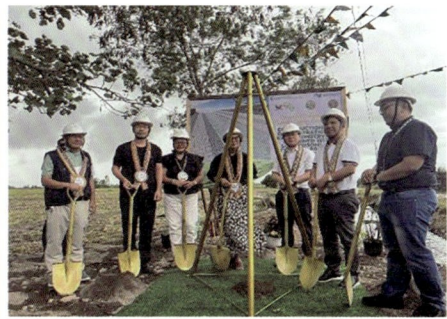

帮助桑给巴尔消除血吸虫病　　　　莱特岛水利血防示范项目开工仪式

二是锤炼了一支能打胜仗的铁军队伍。长期坚守、默默奉献的专家、工匠、能手以及血防楷模和卫士支撑了血防事业。

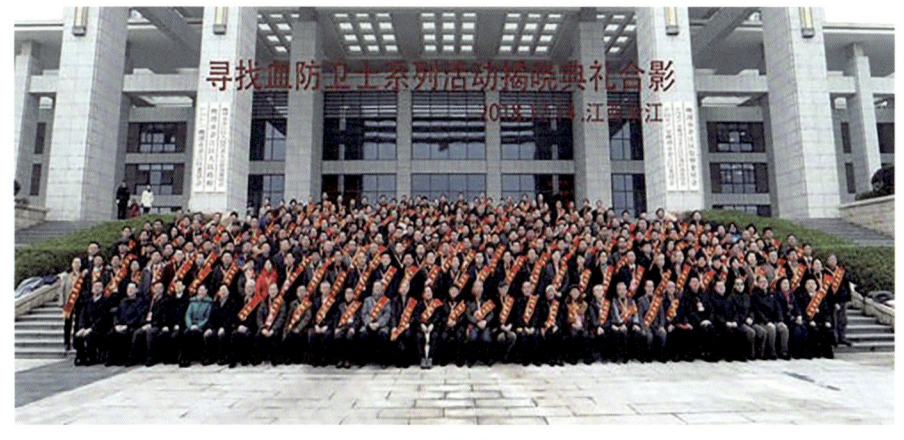

全国血防楷模和卫士

101

青山着意化为桥 长江委血吸虫病防治 70 年回顾

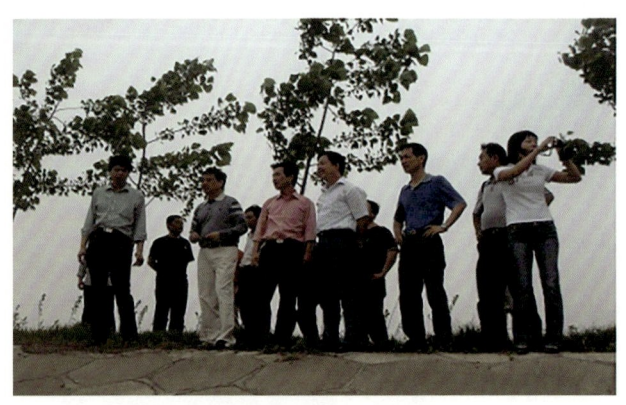

水利血防专家和能手

三是建起了一些高质量硬件设施。区域性血防医院、重点实验室和智慧血防等扛起了防治重任,许多过去被称为"水袋子、虫窝子"的疫区、疫点变成景区、景点,成为网红打卡地。

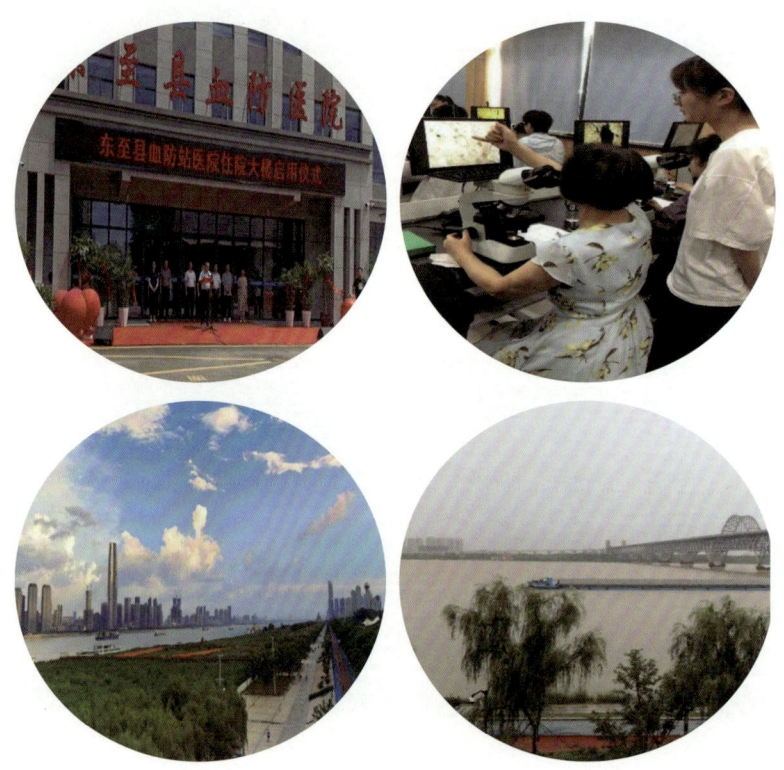

高质量硬件设施

七、成就与展望

四是凝炼了一批血防文化。以中国血防纪念馆为代表的国家及各省血防展示馆，是承载着深厚历史底蕴的场所，见证了中国人民在血吸虫病流行时期的艰苦斗争和血防事业的波

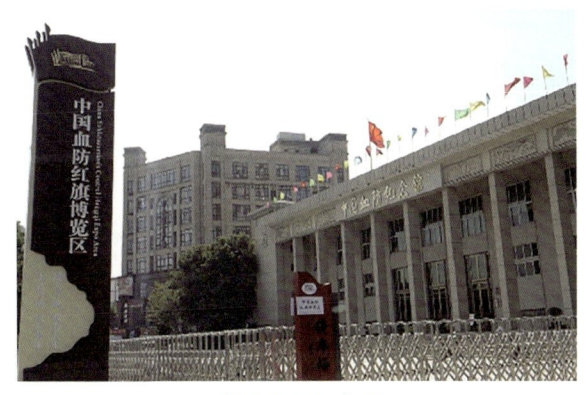

中国血防纪念馆

澜壮阔，成为爱国主义教育基地、干部学院，它们犹如一座座历史的丰碑，守护着全国人民，成为我们追求美好生活的坚强后盾；"群策群力、科学防治、甘于奉献、誓送瘟神"的血防精神和"战天斗地、敢为人先，不达目的决不罢休"的精神风貌，生动诠释了人民至上、生命至上的宗旨和理念，点燃了血防人的血性，照亮了前行的路。

五是造福了一方百姓。全国连续 5 年未发现感染血吸虫病的病人、病畜和感染性钉螺，原有血吸虫病病人数持续减少，晚期血吸虫病病人得到免费医疗；全国血吸虫病疫情处于历史最低水平，人民安居乐业，经济快速发展。

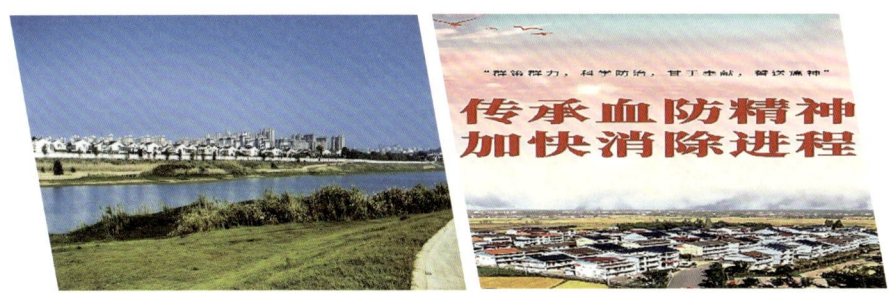

安徽池州白羊河新貌

2. 主要经验

一是党和政府的高度重视。各级政府和相关部门加强了对血防工作

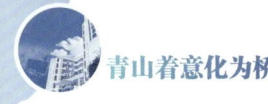

的领导，颁布《血吸虫病防治条例》，明确责任分工，强化监督检查，确保血防工作的有效实施。

二是科学防治措施到了位。以问题为导向，科学分析研究对策，统筹各方资源，形成血防工作合力。全面落实、落细消除达标工作各项举措，因地制宜地实施与开展"传染源控制、综合控制钉螺、病人救治管理、监测预警响应、健康教育促进、专业能力提升"等，降低了血吸虫病传播风险，推动了血吸虫病消除进程。

三是全民参与齐抓共管效果好。通过送"瘟神"运动，巩固和发展了"党政主导、部门协作、社会参与、群防群控、联防联控"的血防工作机制，加强了协作配合，深入广泛开展血防健康教育，人民群众血吸虫病防治知识知晓率显著提升，共同推动了血防工作的顺利实施。

四是有效投入，人财物支撑好。通过中长期血吸虫病防治规划和实施方案，保障了血防工作的资金投入；不仅建立了一批高素质的防治专业队伍、水利工程、高标准农田、抑螺林等，并结合人民群众对美好生活的向往，使过去的"水袋子、虫窝子"等疫区、疫点变景区、景点。

3. 面临问题

尽管我国的血吸虫病防治取得历史性的进展和成绩，但要巩固防治成果，实现全面消除血吸虫病目标，仍面临挑战。主要体现在以下方面。

一是随着血吸虫病流行程度的下降，地方政府和相关部门对血吸虫病防控工作的重视程度降低，综合治理力度减弱。

二是血吸虫病传播风险因素依然存在，受长江水系相通、钉螺孳生环境复杂和血吸虫病传染源种类众多等因素影响，我国血吸虫病传播危险尚未彻底根除，疫情反复风险依然存在，目前仍有 97 个流行县未达到消除标准，钉螺分布面积仍达 552 万亩，2021 年抽查中全国新查出 35

个有螺村，2022年查出8个，2023年又新查出9个，钉螺控制难度越来越大。

三是防控工作存在难点或薄弱环节，如家畜淘汰后复养反弹问题，野生动物传染源问题，钉螺控制与水产养殖、生态保护的矛盾问题，突发自然灾害影响和人群防护意识下降问题等，流行区流动人口增多也可能会增加传染源输入风险。

四是由于机构改革、工作环境、薪资待遇和工作前景等多方面的因素，血防队伍不稳定，青黄不接现象凸显，与消除血吸虫病工作需求不适应。

（三）未来目标

1. 国家目标

指导思想：以习近平新时代中国特色社会主义思想为指导，认真贯彻党的二十大精神，坚持以人民健康为中心，牢固树立和贯彻落实新发展理念，坚定消除血吸虫病的信心和决心，完善"党政主导、部门协作、社会动员、全民参与"的工作机制，坚持"预防为主、防治结合、分类指导、统筹推进、综合治理、目标管理"的防治方针，依法防治，联防联控，发动群众，整合各种资源，保障人民生命安全和身体健康。

（1）总体目标

实现全国所有血吸虫病流行县（市、区）全部达到消除标准，建立健全敏感、有效的血吸虫病监测体系，持续稳固血吸虫病消除状态。

（2）分阶段目标

攻坚期（2023—2025年）：到2025年，所有血吸虫病流行县（市、区）达到传播阻断标准，其中85%的县（市、区）达到消除标准。

冲刺期（2026—2028年）：到2028年，力争所有血吸虫病流行县（市、区）达到消除标准。

巩固期（2029—2030年）：到2030年，巩固消除成果，完成消除血吸虫病考核验收，维持稳固血吸虫病消除状态。

2. 长江委血防监测中心《加快实现消除血吸虫病目标工作方案（2023—2030年）》

新时代赋予新使命，新征程呼唤新作为。为保障人民健康，确保《加快实现消除血吸虫病目标行动方案（2023—2030年）》目标如期实现，水利血防人将深入贯彻习近平总书记"节水优先、空间均衡、系统治理、两手发力"治水思路和关于治水的重要论述精神，认真落实党中央、国务院关于血防工作的决策部署，切实提高对消除血吸虫病的认识，加强组织领导，以"水利血防防控项目"为抓手，制定《加快实现消除血吸虫病目标工作方案（2023—2030年）》，继续深化人才队伍建设，强化科技创新，细化工作措施，做好疫区疫情监测、健康宣教、涉水防护和突发事件应急处理等，确保按期完成水利血防各项任务；强化监测措施，持续巩固疫区水利职工工作区、生活区传播阻断目标，确保到2028年，全流域血吸虫病流行县（市、区）达到消除血吸虫病标准。

（1）总体目标

实现长江流域委属水利职工工作和生活区全部达到消除标准，建立健全野外作业、水上作业和参与防汛的一线职工敏感、有效的血吸虫病监测体系，持续稳固血吸虫病消除状态。

（2）分阶段目标

1. 至2025年，长江流域委属水利职工工作和生活区90%及以上达到消除标准。

2. 至2028年，长江流域委属水利职工工作和生活区100%达到消除标准。

3. 至2030年，巩固消除成果，完成消除血吸虫病考核验收，维持稳固血吸虫病消除状态。

八

血防一线

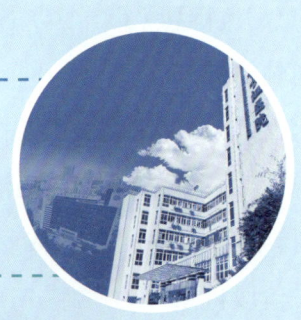

　　一线血防机构是血吸虫病防治的中枢和抓手，在70多年的血防历程中发挥了重要作用，作出了重大贡献。全委一度有防治机构6个，设立综勘局、水文局、荆江局、中游局、下游局、陆管局六个疫情监测站，以及监利、藕池、岳勘队、洞勘队、安勘队等34个疫情监测点，血防队伍300余人。当前，全国血吸虫病疫情已进入极低度流行水平，长江委仍保留了50多人的血防队伍。

　　长期以来，一线血防人一心向党，听从组织指挥，服从工作安排，攻坚克难、敢于斗争，始终奋战在血防最艰苦、最危险、最紧急的地方，在平凡的岗位做出不平凡的业绩，成为水利职工和人民群众生命健康的"保护神"。

（一）防治单位

1. 水利部血防协调小组办公室

1991年，水利部部长杨振怀与参加全国血防工作会议的水利代表座谈时指出："各级水利部门要加强对血防工作的领导，要有专人抓，水利部由一位副部长抓，各省厅也要指定一名厅领导抓，指定专门机构。长江水利委员会要配备4～5人专门抓血防工作。"为加强领导，切实落实全国血防工作会议精神，加快水利血防工作的进程，按时或提前完成《全国综合治理血吸虫病"八五"规划》的工程灭螺任务，成立水利部血防协调办公室。办公室挂靠在水利部长江水利委员会规划局规划处。其任务是：检查、指导各省水利灭螺规划的实施；归口管理水利血防科研工作；抓好水利灭螺的试点；总结、推广水利灭螺的先进经验及方法，完善水利灭螺指标等。

2. 长江委血吸虫病防治领导小组办公室（血防办）

2022年底，实有职工5人，其中全国"血防卫士"1人。受水利部委托，负责长江流域及长江委血防工作的规划、组织、协调、监督检查和管理，编制血防资金使用规划并负责资金的使用管理工作；应急处理重大突发疫情；负责指导安排血防监测中心的日常工作、业务委托及监督、检查监测中心的工作成果，委属血防监测站点的查治、防护、科研、培训、健康教育等工作；负责制定长江流域水利工程结合治理血吸虫病的规范标准，指导委属疫区单位的血防工程建设；负责进行血防知识的健康教育宣传，培训专业人员，组织开展水利工程结合血吸虫病防治的科学项目研究。

长江委大部分职工工作、生活在长江沿岸各省（市），不仅分散，且有很大的流动性，常年行走在江河湖畔，涉水事件增多，受血吸虫威胁人口 15000 人。1997 年达到血吸虫病疫情控制标准，2005 年年达到传播控制标准，2015 年达到消除标准。

2023 年始，血防办职责由长江水利委员会长江医院（血吸虫病防治监测中心）负责完成。

3. 长江水利委员会长江医院（血吸虫病防治监测中心）

长江医院（血吸虫病防治监测中心）成立于 1954 年，承担流域长江委水利职工近 3 万人血吸虫病、结核病、病毒性肝炎诊断治疗，以及培训、技术指导、健康教育等工作，是湖北省和武汉市"寄生虫病诊断"定点单位，为国家二级综合医院。现有在职职工 249 人，专业技术人员 242 人，其中正高级职称 13 人、副高职称 44 人，中级职称 81 人。设有医务处、办公室、人事处（工会）、计财处、血吸虫病研究室、临床部、血防健教室等科室。

拥有 64 排螺旋式 CT、DR、钼靶、彩色 B 超、大型生化仪、免疫发光仪、电子胃肠镜、电子支气管镜和电子腹腔镜等 10 万元以上设备 65 台（套），其中一百万元以上 9 台，固定资产 8682 万元。现开设有急诊科、内科、外科、妇科、儿科、口腔科、中医科、康复理疗科等 21 个门诊科室和放射、功能（心电图、B 超）、检验、药剂等 4 个医技科室，并设有 4 个住院病区和 2 间层流手术室。

先后荣获湖北省"文明单位"称号、"五一劳动奖状"和长江委血防先进单位等称号，有全国"血防楷模"1 人、"血防卫士"1 人。

4. 长江疗养院

1956 年 8 月，中华全国总工会批准兴建长江疗养院，地址在武昌东湖，设床位 100 张，任务是帮助职工群众恢复健康，使其早日返回工作岗位，参加社会主义建设；1957 年竣工，1958 年使用，建议编制 73 人，初期实有职工 45 人，其中行管 10 人、医务人员 20 人、工人 15 人（1958 年）。早期以收治结核病为主；1960 年始，因为病情需要，床位曾扩张到 120 张，开始收治肝炎、溃疡病和神经衰弱等病人，转型为综合疗养院。

因肺结核和肝炎具有传染性，且有易迁延、反复、治疗周期长和费用大的特点，"治好病、养好病"一直是疗养院的工作目标。历任疗养院领导坚持政治引领，从职工的素养和技能抓起，通过"学（学知识）、训（外出受训）、带（以老带新）、试（把技能转化为治疗效能）"的方法，经过长时间的不懈努力和磨炼，在开展营养治疗、病因治疗等疗法之后，紧跟国内外药物研制和相关学科的发展步伐，使结核病和肝炎的治疗取得卓有成效的进展，职工患病人数逐年下降，得到有效控制。

1983 年 1 月，长江委成立卫生处，统一管理委办医疗卫生事业。1985 年，疗养院开始转向血吸虫病的治疗，陆续有流域内患血吸虫病的水利一线职工分批次地集中到疗养院进行治疗。1991 年 10 月，卫生处与长江医院合署办公，疗养院成为其中一员。1995 年，疗养院面临进一步转型。2005 年 3 月，疗养院全面融入长江医院。

5. 陆管局职工医院（血吸虫病防治监测站）

陆管局职工医院（血吸虫病防治监测站）是长江委陆管局所属一级综合医院，1959 年随着陆水大坝的开工建设而成立，原名为湖北省武汉市陆水工程工地医院，几经更名后，现名为长江委陆管局职工医院。

陆水工程建设初期，建设工人数量众多（2 万余人），医院主要负责工地建设者的救死扶伤任务。医院成立初期，规模相对较大，医技人员约 200 人，是当时蒲圻县（今赤壁市）规模最大、设备最先进的医院。1970 年 11 月，随着陆水工程的逐步完工和葛洲坝工程的开工，医院部分职工调往葛洲坝医院支援葛洲坝建设，从此医院规模逐步萎缩。陆管局所在地周边有长江水利电力学校、六勘院、陆水水文分局等单位及周边居民，陆管局职工医院为其首选就医场所。

陆水是长江中下游一级支流，其下游河段贯穿赤壁市城区。赤壁市是湖北省血吸虫病较严重的地区之一，疫情尚未达到控制标准，被卫生部列为2009—2015年全国血吸虫病综合治理重点项目县。长江委驻赤壁市的下属单位有职工及家属2000余人，由于地处血吸虫病流行区，人群感染血吸虫病的几率较高。根据血吸虫病防治工作的需要，1998年长江委血防办批复在赤壁市成立二级疫情监测站（办血防〔1998〕1号），设在陆管局职工医院。其主要职责和任务是协助长江委血吸虫病防治监测中心做好赤壁市疫区的查治病、查灭螺、外来输入及血吸虫复燃调查、开展健康教育活动、监测等工作。长江委驻赤壁市单位中累计感染血吸虫病200余人，分别在长江医院或者陆管局职工医院得到及时治疗。

6. 长江科学院河流所

河流研究所隶属于长江水利委员会长江科学院，成立于1953年，是我国最早从事河流泥沙运动基本理论、河流模拟理论与技术等相关研究的国家非营利公益性科研机构之一，是水利部江湖治理与防洪重点实验室的主要依托专业。该所建立了长江第一个河工模型，拥有目前世界上最大的实体模型，为国家、行业、地方经济建设与治江事业提供防洪、河湖保护治理与生态修复、水沙资源保护与利用等方面的科研、规划、咨询、设计和监测等技术服务；拥有良好的科研环境、先进的试验基础设施与测控设备，以及多套自主研发的水沙数学模型和河流数值模拟信息化平台。

截至2023年12月，河流所有在职职工87人，其中正高级工程师占32%、副高级工程师占36%；博士占51%，硕士占34%。下设防洪减灾、枢纽泥沙、河道、河流数值模拟、河流生态、河流规划与治理等6个专业研究室。主要研究方向包括河流泥沙运动基本理论、河流模拟理论与技术、河道演变与治理、河湖保护治理与生态修复、防洪减灾、水工程联合调度、水沙资源综合利用、工程泥沙、环境泥沙、水利血防、河流规划与治理等。

从20世纪80年代末开始，河流所联合国内湖北省血吸虫病防治研究所等有关科研单位，通过产学研用联合、多学科交叉研究，在钉螺运动与扩散基本理论、大型水利工程对钉螺扩散和血吸虫病传播的影响规律、水利血防技术体系等方面进行了系统深入研究，研究成果在水利血防规划编制、水利血防技术规范制定、水利血防工程设计和施工及运行管理中得到广泛应用。锻造出一支爱岗敬业、清正廉洁、科研水平高、业务能力强的水利血防科研团队，获得国家及省部级科技成果奖励4项，其中2项获评中国血防重大科技成果奖，在水利血防技术等方面处于领先地位。

（二）血防荣誉

1. 全国杰出人物

2018年，为纪念毛泽东主席《七律二首·送瘟神》发表60周年，根据国家卫生健康委办公厅《关于开展血吸虫病防治系列宣传活动的通知》（国卫办疾控函〔2018〕230号）精神，中华预防医学会牵头组织开展寻找全国血防卫士活动。结果于2018年12月14日在江西省鹰潭市余江区揭晓。已故陈方之等7人为"全国血防先驱"，已故洪式闾等41人获"全国血防先驱提名"；有51人为"全国血防楷模"，272人为"全国血防卫士"，其中长江委有"全国血防楷模"1人、"全国血防卫士"2人。

2. 水利先进集体

（1）部级表彰

长江委血防工作于1991年、1993年、1996年连续三次荣获卫生部、农业部、水利部授予的全国血吸虫病防治先进集体荣誉称号。

1997年，长江委血防办荣获全国水利系统卫生先进集体荣誉称号。

2001年，长江委获全国血防先进集体荣誉称号（卫疾控发〔2001〕233号）。

2002年9月，长江委获全国地方病防治工作先进集体荣誉称号（卫疾控发〔2001〕344号）。

2009年，长江委规划计划

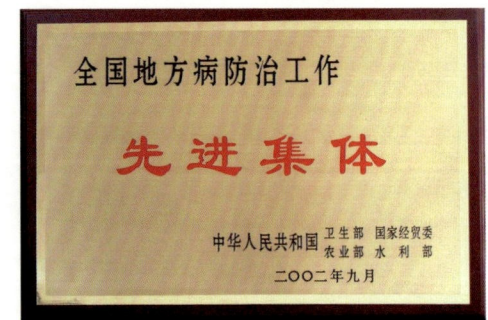

局获全国血吸虫病防治先进集体荣誉称号（卫办疾控发〔2009〕219号）。

（2）委级表彰

关于表彰1998年度血防工作先进集体、先进个人的通知

（办血防〔1999〕1号）

荆江水文水资源勘测局、荆江水文水资源勘测局监利站、中游水文水资源勘测局、中游水文水资源勘测局岳勘队、下游水文水资源勘测局、汉江水文水资源勘测局襄阳站、第六勘测工程处、三峡勘测研究院、计划局、水保局、委血防办公室。

关于表彰1999年度血防工作先进集体、先进个人的通知

（办血防〔2000〕1号）

荆江水文水资源勘测局血防监测领导小组、中游水文水资源勘测局血防监测领导小组、中游水文水资源勘测局洞勘队血防监测点、汉江水文水资源勘测局血防监测领导小组、下游水文水资源勘测局血防监测领导小组、综合勘测局血防监测领导小组、三峡勘测设计院血防监测领导小组、陆水枢纽管理局血防监测站、长江职工医院、长江委血吸虫病防治办公室。

3. 水利先进个人

（1）部级表彰

2001年，黄安生、宋志宏获全国血防先进个人荣誉称号（卫疾控发〔2001〕233号）。

2002年9月，盛琴华、梁斌、李琪、严家适、陈仕国获全国地方病防治工作先进个人荣誉称号（卫疾控发〔2001〕344号）。

2009年12月，唐冬梅、周斌、刘聚芝获全国血吸虫病防治先进个人荣誉称号（卫办疾控发〔2009〕219号）。

2018年12月，郑承泽获"全国血防楷模"荣誉称号，王克钧和谌力贞获"全国血防卫士"荣誉称号（预会发〔2018〕226号）。

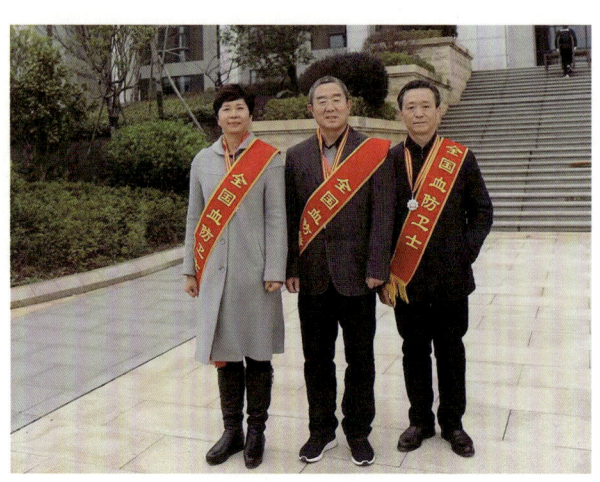

（2）委级表彰

关于表彰在血防达标工作中做出显著成绩的先进个人的通知

（办血防〔1998〕8号）

宋志宏	胥绍遂	孙天璇	王华杰	曹鸣明	李书勇	徐勒铭
王克均	许先进	王永金	付 江	张国昌	熊永生	秦志维
张文莉	肖虎程	瞿柏元	赵俊林	余彦新	曹 平	夏志培
秦建国	丁钰铨	陈 飞	李汉清	胡志虎	石启建	曾先觉
王治森	熊家富	房润南	肖太平	胡 征	李金庭	杨军娥
彭 汛	金 扬	王衍洋	余 亮	谌力贞	余宏娟	符光友
杨素珍	莫炫生	孙惠敏	王 宏	高军显	盛琴华	周 斌

关于表彰1998年度血防工作先进集体、先进个人的通知

（办血防〔1999〕1号）

熊永生	罗筱延	赵俊林	张文莉	夏良谦	郑 庄	王克钧
罗 莹	秦志维	许先进	徐勒铭	王华杰	曾宪虎	余彦新

夏志培	曹　平	袁　林	唐显忠	孙长林	蔡汉桥	蒋　纯
黎华俊	熊家富	王全心	邓淑云	刘启敏	曾先觉	王大智
李昌明	庞诗斌	胡　征	肖太平	胡自碧	房润南	俞宏娟
黄所新	许　伟	付炯哲	江桂云	符光友	李胜常	盛琴华
周　斌	万诗琦					

关于表彰1999年度血防工作先进集体、先进个人的通知

（办血防〔2000〕1号）

李春妮	赵俊林	秦志维	罗筱延	李建华	张文莉	许先进
曾宪虎	瞿柏元	王克均	段枣生	储昭成	袁　林	周新华
徐勒铭	夏志培	蔡汉桥	黎华俊	曹　平	张勇慧	万诗琦
胡锦华	官水清	王治森	周丰年	曾先觉	王大智	应松玉
赵　旻	肖太平	胡　征	胡学典	房润南	俞红娟	李胜常
刘红敏	王　宏	许　炜	姚惟刚	江桂云	盛琴华	谌力贞

（三）血防文化（长江委精神与中国血防精神）

赓续红色血脉，谱写时代华章

长江委精神是长江委职工的灵魂和精神支柱

"团结、奉献、科学、创新"的长江委精神是在长期治江实践中逐步形成的，是长江委文化最本质、最集中的体现，反映了治江工作者的理想信念和价值观念，是推动长江流域水利高质量发展的文化动力。

"团结"是长江委的核心力量，100多个专业间的紧密协作，不仅反映了个人的品德，更体现对国家和人民利益的维护。"奉献"体现了大无畏的牺牲精神，在水利行业，清贫和艰苦是常态，不仅要有吃苦耐劳、雷厉风行的作风，更要有敬业精神，致力于专业知识的钻研和提升，而非只关注个人得失。"科学"是从事技术工作的座右铭，长江委的工程师们坚持科学态度，勇于挑战权威，成就了葛洲坝和三峡工程等大国重器。"创新"成为推动技术进步的不竭动力，敢于挑战，敢为人先，不故步自封，不断地超越自己，超越国内外先进水平，保持了领先地位。

波澜壮阔的治江事业，凝聚和培育了一大批科技人才。从"长江王"林一山，到中国工程院院士文伏波、郑守仁、钮新强，再到一批批涌现的长江委青年科技英才……在一代代长江委人身上，凝聚着尊重科学、坚持真理、勤于思考、勇于创新、淡泊名利、无私奉献的崇高品质。

70多年来，从成功战胜一次次长江大洪水，到组织编制3次流域综合规划；从科学开展地震、泥石流等重大水利应急救灾，再到加强流域管理、共抓长江大保护……正是秉承着"团结、奉献、科学、创新"的长江委精神，才能战胜一个又一个艰难困苦，取得一个又一个重大胜利。

70多年来，一件事，几代人；一坚守，一辈子。一代又一代的长江委血防人筚路蓝缕，始终如一地坚守血防一线，血防事业锻造了这支长江委职工群众完全可以信赖的有坚强战斗力的队伍。

中国血防精神推动了长江委的血防事业

中国抗击血吸虫病工作波澜壮阔，有愿望、有号召、有决心、有承诺，经过75年的努力，不仅取得了血吸虫病防治的骄人业绩，而且在长期防治血吸虫病实践中形成了"战天斗地、敢为人先，不达目的决不罢休"的16字方针，并紧跟时代的步伐，凝炼了"群策群力、科学防治、甘于奉献、誓送瘟神"的新时期中国血防精神。这种精神不仅是血防工作的动力，也是推动血吸虫病防治工作不断前进的文化动力。

70多年来，长江委血防人秉承行政决策与民众参与的双重角色，以立足岗位、勤恳敬业、不畏艰辛、脚踏实地的作风，在水利血防、有螺环境改造等项目实施中，做到科学防治、精准施策，不为名、不为利、默默无闻、无怨无悔，不断强化神圣使命与责任担当，从疾病预防治疗、查螺灭螺，流域水利血防规划，再到抢修救灾，把足迹印刻在大江两岸，把汗水挥洒在治江一线，关键时刻拉得出、用得上、顶得住，为中国轰轰烈烈的血吸虫病防治群众性运动和水利事业做出了突出贡献，并展现了中国血防精神。

中国血防精神与长江委精神是长江委血防人宝贵的精神财富和不竭的动力源泉。

赓续精神血脉，建设"四个长江"

长江亘古东流，精神永续传承。长江委精神不仅是我们党一心为民的初心映照，是一代代治江先贤的智慧结晶，更是一代代长江委人的精神旗帜。

　　迈入新时代，服务长江经济带发展、共抓长江大保护和建设"四个长江"等重任由新一代长江委人扛在肩上，使命光荣，责任重大。尤其是在新时期治水主要矛盾发生重大转变、治水思路发生重要变化的当下，如何结合长江流域实际，科学发挥、有效传承长江委精神和中国血防精神，加快补齐水利工程短板，加强水利行业监管和实现自身的高质量发展，是一个全新的课题。新一代长江委血防人的使命主要是继承前辈的成果，坚持不间断的疾病监测，警惕血吸虫病反扑的倾向。

　　唯念初心，方能致远。时代的变迁告诉我们，治江的使命在变，但不变的是追求，不变的是担当，不变的是我们血液里汩汩流淌的精神"基因"。新的时代使命，期待新的作为，更需传承和发扬这些精神。

九

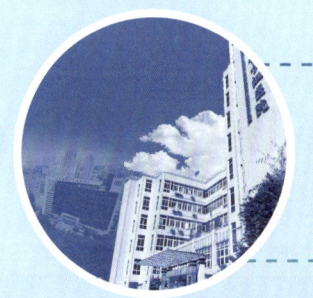

大事记

　　长江委血防人始终扎根长江流域，以守护水利工作者与沿岸居民健康为使命，在血吸虫病防治领域书写了厚重篇章。作为我国水利系统疾病防控的先锋机构，长江科学院、长江医院等单位的发展历程与长江治理、血防攻坚紧密交织，每一段大事记都镌刻着科学探索的足迹与为民服务的初心。

　　回望来时路，长江委血防大事记不仅是技术突破与工程实践的交响，更是一部镌刻委党组民生情怀、水利精神的时代缩影。

（一）国家大事记

1881年，湖北省江夏县金口镇发现钉螺，经鉴定命名为湖北钉螺。

1905年，我国首例确诊的血吸虫病在湖南常德发现。

1949年，成立华东军区血吸虫病防治委员会。

1950年，江苏省高邮县急性血吸虫病暴发，4017人发现感染，1335人死亡。

1955年，中共中央成立防治血吸虫病九人领导小组。

1956年，国务院发布《全国农业发展纲要（草案）》，将血吸虫病列为限期基本消灭的疾病。

1957年，国务院发出《关于消灭血吸虫病的指示》。

1958年，江西省余江县实现消灭血吸虫病。

1958年，毛泽东主席发表《七律二首·送瘟神》。

1970年，中共中央发布《转发〈关于南方十三省、市、区血吸虫病防治工作会议情况的报告〉的通知》（中发〔1970〕2号）。

1970年，中共中央发布《转发〈关于南方十三省、市、区血吸虫病防治工作的进展情况报告〉的通知》（中发〔1970〕49号）。

1972年，湖南长沙马王堆出土的西汉女尸体内发现血吸虫卵。

1975年，湖北江陵凤凰山出土的西汉男尸体内发现血吸虫卵。

1983年，云南洱海发现钉螺化石。

1985年，广东省、上海市实现消灭血吸虫病。

1986年，福建省实现消灭血吸虫病。

1987年，卫生部成立血吸虫病专家咨询委员会。

九、大事记

1989年，广西壮族自治区实现消灭血吸虫病。

1989年，国务院在南昌召开湖区五省省长血防工作会议，提出全民齐动员，再促送瘟神。

1990年，国务院印发《关于加强血虫病防治工作的决定》。

1990年，完成全国第一次血吸虫病抽样调查。

1992年，世界银行贷款中国血吸虫病控制项目启动。

1995年，浙江省实现消灭血吸虫病。

1999年，国务院办公厅印发《关于卫生部等有关部门〈血吸虫病防治工作职责的通知》（国办发〔1999〕70号）。

2004年，国务院恢复成立血吸虫病防治工作领导小组。

2004年，国务院印发《关于进一步加强血吸虫病防治工作的通知》。

2004年，国务院办公室厅印发《关于转发卫生部等部门〈全国预防控制血吸虫病中长期规划纲要（2004—2015年）〉的通知》（国办发〔2004〕59号）。

2006年，国务院颁布《血吸虫病防治条例》。

2008年，全国达到血吸虫病疫情控制标准。

2009年，国务院建立血吸虫病防治工作部级联席会议制度。

2014年，中国、世界卫生组织、桑吉巴尔共同签署桑吉巴尔血吸虫病防治合作谅解备忘录。

2014年，国务院在长沙召开全国血防工作会议，提出实施消除血吸虫病战略。

2015年，全国达到血吸虫病传播控制标准。

2017年，四川省达到血吸虫病传播阻断标准。

2018年，为纪念毛泽东主席《七律二首·送瘟神》发表60周年，根据国家卫生健康委办公厅《关于开展血吸虫病防治系列宣传活动的通知》（国卫办疾控函〔2018〕230号）精神，中华预防医学会牵头组织开展了寻找全国血防卫士活动，结果于 2018 年 12 月 14 日在江西省鹰潭市余江区揭晓。评选出"全国血防先驱"7 名、"全国血防先驱提名"41 名、"全国血防楷模"51 名、"全国血防卫士"272 名。

2019 年，江苏省达到血吸虫病传播阻断标准。

2020 年，云南省达到血吸虫病传播阻断标准。

2020 年，湖北省达到血吸虫病传播阻断标准。

2021 年 5 月 13 日，国家疾病预防控制局在北京市海淀区知春路 14 号正式挂牌。国家疾病预防控制局成立，意味着疾控机构职能从单纯预防控制疾病向全面维护和促进全人群健康转变，新机构将承担制订传染病防控政策等五大职能。

2023 年 6 月，国家疾控局等 11 部门制定了《加快实现消除血吸虫病目标行动方案（2023—2030 年）》，出台《血吸虫病消除推进试点县工作方案（2023 年版）》。

2023 年，湖南、安徽、江西三省达到血吸虫病传播阻断标准。

2023 年 10 月，国家疾控局联合水利部、农业农村部、国家林草局在湖南省岳阳市召开全国血吸虫病防治工作会议。

2024 年，国家疾控局首次确立全国血吸虫病防治宣传周（4 月 8—14 日），主题为传承血防精神，加快消除进程。

（二）长江委血防大事记

（文中统一使用长江水利委员会名称，简称：长江委）

1950年，成立医务室。

1952年，牵头组建荆江分洪工程北闸医院，负责工程中8万施工人员的疾病预防和治疗。

1952年12月，中央人民政府卫生部致函水利部，建议中南有关水利单位在兴修洞庭湖水利工程中会同中南卫生部及湖南省卫生厅共同研究防制血吸虫病问题；次年，水利部要求中南水利部、长江委在拟定工程计划与施工时应与有关防疫部门密切联系研究，并将具体措施报部备查。

1953年，审核《岳阳渔湖消灭血吸虫试验工程计划任务书》（洞工处，档案号A01-B4-95-1）。

1954年，在医务室基础上，成立长江医院。

1954年，参与防汛，迎战武汉特大洪水，确保大灾之年无大疫。

1956年8月，中华全国总工会批准兴建长江疗养院，选址武昌东湖。

1956年，出台《关于消灭血吸虫病的初步规划》（荆江修防管理处，档案号A01-B7-204-1）。

1956年，发布《介绍荆江在修防工作中结合消灭血吸虫病害的初步规划请研究推广的信》（工管字第02705号，档案号A01-B7-204-2）。

1958年，转达中共中央防治血吸虫病九人领导小组《关于兴修水利的同时消灭钉螺和预防感染的通知》（〔58〕水勘设工字第82号，档案号A01-C9-91-1）。

1959年，完成《长江流域综合利用规划要点报告》，将湖区流行的血吸虫病作为一种自然灾害列入，并将其作为综合规划的重要内容之一，提出了水利灭螺规划。

1959年，成立湖北省武汉市陆水工程工地医院，后更名为长江委陆管局职工医院。

1960年，长办大办农业，参与九沟、银莲湖、柳山湖、东西湖等农场卫生宣教、疾病预防和治疗。

1961年，发布《关于加强血吸虫病防护工作的通知》（长人〔1961〕字第154号，档案号A01-B12-189-3）。

1962年，成立长江委血吸虫病治疗领导小组，以应对发动职工大办农业中感染的1200多例急性血吸虫病病人。（水利部长江水利委员会《关于血吸虫病防治工作的报告》，〔1990〕长卫字第001号）

1962年，用锑剂治疗血吸虫病职工800余人，无一例死亡。

1962年，发布《关于加强当前血吸虫病防护工作的几点意见》（长办爱国卫，档案号A01-C13-23-2）。

1962年，发布《关于加强血吸虫病防治工作的意见》（长政〔1962〕字第048号，档案号A01-C13-235-3）。

1962年，发布《关于在职工群众中适当开展正确对待血吸虫病的宣传的报告》（宣传部，档案号A01-C13-18-2）。

1964年，转发全国总工会劳动保险部《关于职工参加农场劳动感染血吸虫病的待遇问题的批复》（长福字第007号，档案号A01-B16-46-8）。

1964年，因血吸虫病大批集中治疗成绩突出，长江医院参加卫生部在上海召开的全国血防经验交流会。

1965年，参与疫区和"老少边穷"地区水利勘测、施工中的卫生宣教、疾病预防和治疗工作。

1968—1970年，先后参与血吸虫病疫区、清江、南阳和太平溪等水利工程建设。

九、大事记

1970年，参与沙洋五七干校卫生宣教、疾病预防和治疗工作。

1970年，批转长江医院革委会《关于普查血吸虫病通知的报告》（长革办〔70〕字第003号，档案号A01-C21-9-2）。

1971年，长江医院成建制参与葛洲坝工程建设。

1973年，恢复长江医院。

1975年，组建医疗队到四川彭水、宜昌三三〇工地及沙市荆州实站巡回体检。

1976年，组建巡回医疗队，参与武汉市东西湖、后湖公社卫生宣传、疾病预防和血吸虫病治疗。

1985年，长江疗养院并入长江医院。

1985年，水利部建立长江委职工查、治血吸虫病专款（1990年长委会血防工作总结第九页），职工血吸虫病防治有了经费保障。

1986年，发布《关于血吸虫病检查对象摸底工作的通知》（〔86〕长卫字第010号，档案号A01-C37-329-2）。

1986年，发布《关于对血吸虫病普查和治疗工作的通知》（〔86〕长卫字第012号，档案号A01-C37-329-3）。

1989年，首次完成全委血吸虫病病人调查、统计，感染率高达13.7%，总人数2113人。

1990年，发布《关于认真贯彻国务院〈关于加强血吸虫病防治工作决定〉的通知》（水资〔1990〕5号，档案号A01-B41-179-1）。

1990年经国务院批准的《长江流域综合利用规划简要报告（1990年修订）》，在"水资源保护与环境影响评价"规划中，将血吸虫病防治与水资源保护、环境影响评价并列为三大内容之一。

1990年，成立长江委血吸虫病防治领导小组，下设专职机构血防办公室。

1990年，发布《关于血吸虫病防治工作的报告》（〔1990〕长卫字第 001 号，档案号 A01-B41-177-1）。

1990 年，批转《长江水利委员会血吸虫病三年半规划、血吸虫病防治细则（试行）》的通知（长卫字第 005 号）。

1991 年，水利部部长杨振怀指出："各级水利部门要加强对血防工作的领导，要有专人抓，水利部由一位副部长抓，各省厅也要指定一名厅领导抓，指定专门机构。长江水利委员会要配备 4～5 人专门抓血防工作。"

1991 年，成立水利部血防协调办公室，挂靠在水利部长江水利委员会规划局规划处。

1991 年，发布《关于印发〈水利部血吸虫病防治规定（试行）〉的通知》（水人劳〔1991〕114 号）。

1992 年，完成"涵闸防制钉螺扩散技术（沉螺池加拦网方案）研究"项目部级立项。

1993 年，印发《水利部长江委血防"八五"规划》。

1994 年，发布《关于建立血吸虫疫区工作保健津贴的请示》（长人劳〔1994〕140 号，档案号 A01-B45-16-5）。

1994 年，发布《关于〈职工因患血吸虫病有关待遇问题〉的通知》（长人劳〔1994〕271 号）。

1995 年，发布《关于印发〈长江委疫区基层站队建设安全区（带）实施方案〉的通知》（长血防〔1995〕001 号）。

1996 年，印发《水利部长江委血防"九五"规划》（长血防〔1996〕001 号）。

1996 年，印发《关于〈长江水利委员会控制血吸虫病标准〉的批复》（水人教〔1996〕585 号）。

1996 年，完成"蒿甲醚口服预防血吸虫病感染"的研究项目部级立项。

1996年，长江委获评1996年卫生部、水利部、农业部授予的全国血吸虫病防治先进集体。

1997年，"预防血吸虫感染'9311'外用防护霜的研制"项目在疫区涉水人员中试用，并有成果。

1997年，全委达到血吸虫病传播控制标准。

1997年，血吸虫病防治集体获评年度全国水利系统卫生先进集体。

1999年，长江委血防办发布《长江委血吸虫病监测巩固技术方案（试行）》。

1999年，长江委负责长江重要堤防隐蔽工程实施，提出"抓生产、不忘抓血防""建设堤防，不忘搞好血防"的要求。（见2000年长江委血防工作会议小结）

2000年，水利部同意长江医院异地重建和兴建长江委血吸虫病防治监测中心（水规计〔2000〕184号），发布《关于成立长江水利委员会血吸虫病防治监测中心的通知》（长人劳〔2000年〕465号）。

2000年，发布《关于2000年长江堤防建设职工血吸虫病疫情监测综合查病的通知》（办血防〔2000〕6号）。

2000年，编制《长江委综合血吸虫病"十五"规划》。

2001年，下发《长江重要堤防隐蔽工程血吸虫病控制指导方案》和《长江水利委员会重要堤防隐蔽工程血吸虫病防治规定》（办血防〔2001〕9号），并督导检查，开展人员培训。

2001年，科研项目"蒿甲醚口服预防血吸虫病感染"获年度国家科技进步奖二等奖。

2003年，发布《关于长江委血吸虫病防治工作机构设置的通知》（人劳组〔2003〕23号，档案号A01-A54-37-1）。

2004年，长江医院与血吸虫病防治监测中心合并（长人劳〔2004年〕461号）。

2004年，首次制定《全国血吸虫病综合治理水利血防规划报告（2004

—2008年）》。

2005年，长江医院（血吸虫病防治监测中心）新院开业运行。

2005年，发布《关于解决血吸虫病严重危害我国水利职工健康问题的建议》（水利部第4365号，档案号A01-B56-237-28）

2005年，主持编写了《水利血防技术导则》（试行）（SL/Z318-2005）和《〈水利血防技术导则〉（试行）实施指南（SL/Z318—2005）》，制定了《水利血防技术规范》（SL 318-2011）。

2009年，《全国血吸虫病综合治理水利血防规划报告（2009—2015年）》《全国血吸虫病综合治理水利专项规划（2009—2015年》和《长江水利委员会水利行业血防监测措施规划（2009—2015年）》。

2014年，《水利血防技术规范》（SL/T 318-2020）等相关成果获大禹水利科学技术奖一等奖。

2016年9月，完成《全国血吸虫病防治水利三期规划任务书（2016—2025年）》送审稿。

2018年，为纪念毛泽东主席《七律二首·送瘟神》发表60周年，中华预防医学会牵头组织开展了寻找全国血防卫士活动，结果于2018年12月14日在江西省鹰潭市余江区揭晓。长江委获评"全国血防楷模"1名、"全国血防卫士"2名。

2020年，长江委企事业单位所在的各省血吸虫病流行区域均达到传播阻断及以上标准。

2021年，完成《2005—2020年"血吸虫病防控"项目工作总结》

2023年6月，长江委血防专家参与国家血吸虫病防治春季检查（湖南、湖北、江苏、江西、安徽、四川、云南）。

2023年12月，长江委血防专家参与（湖南、江西、安徽）国家血吸虫病传播阻断达标行政验收工作。

2023年12月，长江委血防监测中心印发《加快实现消除血吸虫病目标工作方案（2023—2030年）》。

十 实现消除血吸虫病目标行动方案及相关文件

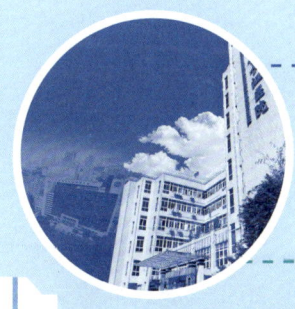

从蓝图到实践，从文件到行动，新一代血防人正以"一江清水送健康"的信念，引领流域迈向血吸虫病消除的最终胜利。这一征程，不仅是对医学与工程智慧的考验，更是对守护长江安澜、人民安康的庄严承诺。

（一）国家行动方案

关于印发加快实现消除血吸虫病目标行动方案（2023—2030年）的通知

国疾控卫免发〔2023〕13号

上海市、江苏省、浙江省、安徽省、福建省、江西省、湖北省、湖南省、广东省、广西壮族自治区、重庆市、四川省、云南省疾控局、教育厅（教委）、科技厅（委、局）、财政厅（局）、生态环境厅（局）、交通运输厅（局、委）、水利（水务）厅（局）、农业农村厅（局、委）、卫生健康委、广播电视局、林草局：

为加快血吸虫病消除进程，提前实现《"健康中国2030"规划纲要》提出的"全国所有流行县达到消除血吸虫病标准"目标，强化巩固防治成果，维护人民群众身体健康，国家疾控局等11部门制定了《加快实现消除血吸虫病目标行动方案（2023—2030年）》。现印发给你们，请认真贯彻执行。

国家疾控局　教育部　科技部　财政部　生态环境部
交通运输部　水利部　农业农村部　国家卫生健康委
国家广电总局　国家林草局

2023年6月16日

（信息公开形式：主动公开）

加快实现消除血吸虫病目标行动方案

（2023—2030 年）

血吸虫病是一种严重危害人民群众身体健康、制约经济社会发展的重大传染病。抗击血吸虫病是新中国成立后党领导人民持续开展的一场公共卫生重大战"疫"。新中国成立初期，面对血吸虫病的肆虐，毛泽东主席发出了"一定要消灭血吸虫病"的号召，七十多年来党和政府带领广大人民群众与血吸虫病展开了长期斗争。特别是党的十八大以来，以习近平同志为核心的党中央把维护人民健康摆在更加突出的位置，作出了实施全面推进健康中国战略的重大决策部署，继续大力推进血吸虫病防治工作。

经过不懈努力，我国血防工作取得举世瞩目的成绩，全国实现了血吸虫病传播控制目标。截至 2022 年，全国 75% 的血吸虫病流行县（市、区）达到了消除标准，正向着实现《"健康中国 2030"规划纲要》提出的"全国所有流行县达到消除血吸虫病标准"目标逐步推进。然而，当前血防工作仍面临诸多挑战，109 个流行县（市、区）尚未达到消除标准；血吸虫病传染源种类多、中间宿主钉螺分布广、流行因素复杂，综合防控措施稍有松懈，疫情便会卷土重来；一些地方重视程度弱化、疏于防范、淡化管理，防治工作出现滑坡迹象，个别地区呈现疫情反弹趋势。当前和今后一段时期是实现消除血吸虫病战略目标的关键时期，为全面打好消除血吸虫病的攻坚战，加快血吸虫病消除进程，提前实现全国所有流行县达到消除血吸虫病标准的目标，特制定本行动方案。

一、指导思想和基本原则

（一）指导思想

以习近平新时代中国特色社会主义思想为指导，认真贯彻党的二十大精神，坚持以人民健康为中心，牢固树立和贯彻落实新发展理念，坚定消除血吸虫病的信心和决心，完善"党政主导、部门协作、社会动员、全民参与"的工作机制，坚持"预防为主、防治结合、分类指导、统筹推进、综合治理、目标管理"的防治方针，依法防治，联防联控，发动群众，整合各种资源，保障人民生命安全和身体健康。

（二）基本原则

党政主导，部门协作。各地将血防工作纳入本地区相关规划，加强领导、保障投入。各有关部门加强协调、密切合作，立足本部门职责，发挥各自优势，共同落实综合防治措施。

预防为主，防治结合。强化源头预防，采取有效措施改善血吸虫病流行区生产生活环境，减少致病因素危害，防范传播风险。加强人畜血吸虫病查治，强化病例和动物传染源管理。采取多种措施帮扶晚期血吸虫病病人，切实解决"因病致贫、因病返贫"问题。

分类指导，统筹推进。根据血吸虫病流行特点、疫情程度和经济社会发展水平，因地制宜，采取适宜和科学有效的综合防治措施，细化防治目标和工作节点，分步统筹落实各项工作任务。

综合治理，目标管理。将血防工作与乡村振兴紧密结合，多措并举，协同发力，统筹各方防治资金，落实综合防治措施。层层建立工作台账制度，坚持以消除目标为导向推进血吸虫病防治工作。

二、行动目标

（一）总体目标

实现全国所有血吸虫病流行县（市、区）全部达到消除标准，建立健全敏感、有效的血吸虫病监测体系，持续稳固血吸虫病消除状态。

（二）分阶段目标

攻坚期（2023—2025年）：到2025年，所有血吸虫病流行县（市、区）达到传播阻断标准，其中85%的县（市、区）达到消除标准。

冲刺期（2026—2028年）：到2028年，力争所有血吸虫病流行县（市、区）达到消除标准。

巩固期（2029—2030年）：到2030年，巩固消除成果，完成消除血吸虫病考核验收，维持稳固血吸虫病消除状态。

三、防治策略

实施以传染源控制为主、强化重点环境钉螺控制的综合防治策略，因地制宜、分类施策、精准防治。

（一）未达到消除目标地区

强化人群查治和病例管理，持续开展人群血吸虫病筛查、治疗，对晚期血吸虫病病人进行救治。强化传染源管理，持续推进牛羊标准化规模养殖、有螺地带禁牧、家畜圈养、家畜查治等措施。强化钉螺控制，彻底改造生产生活区和风险区钉螺孳生环境，压缩钉螺面积。强化监测预警和风险评估，提升血吸虫病防控能力，及时发现和处置风险隐患。强化健康教育和健康促进，广泛开展群众血防宣传教育。

（二）达到消除目标地区

加强传播风险因素监测，持续开展有螺环境和历史有螺区、可疑钉螺孳生环境螺情监测。开展流动人群、外来家畜等输入性传染源监测，加强输入性钉螺监测。强化健康教育与健康促进，增强群众血防工作意识，发动群众参与识螺、报螺等。加强防控技能培训，提升风险防范能力，持续保持和巩固消除状态。

（三）潜在流行地区

在三峡库区和南水北调、引江济淮、引江济汉沿线等潜在传播风险地区，开展钉螺输入或扩散、病例和病畜输入等血吸虫病传播风险因素监测及排查，提升风险防范能力水平。

四、重点任务

各流行地区、各有关部门要按照职责分工，认真组织实施本方案确定的政策措施，切实抓好落实，精准实施消除血吸虫病"六大行动"。

（一）实施传染源控制行动

1. 加强人群传染源查治。开展人群血吸虫病筛查，重点加强野外作业、水上作业人员等高危人群的筛查，及时规范治疗血吸虫病病人。到2028年人群血检阳性者粪检受检率达到95%及以上，到2030年持续改善。（国家疾控局牵头，会同交通运输部等部门负责，上海、江苏、浙江、安徽、福建、江西、湖北、湖南、广东、广西、四川、云南等省份落实地方责任）

2. 加强家畜传染源管理。开展牛、羊等家畜的血吸虫病筛查，重点强化有螺环境散养家畜的筛查工作，及时规范治疗或处置患病家畜。到2028年家畜血吸虫病筛查率达到95%及以上，到2030年持续改善。（农业农村部牵头负责，江苏、安徽、江西、湖北、湖南、四川、云南等省份落实地方责任）

3. 大力推行有螺环境禁牧。推进农业产业结构调整，发展替代养殖，重点地区淘汰牛羊，减少患病家畜粪便污染环境。到2028年重点有螺环境禁牧率达到100%，到2030年持续维持。（江苏、安徽、江西、湖北、湖南、四川、云南等省份落实地方责任）

4. 加强粪便无害化设施建设。结合乡村建设行动，在流行区推进建设卫生厕所、户用沼气和小型沼气工程、水上作业人员集散地无害化公共厕所、船舶粪便收集容器和生活污水处理设施，减少粪便对环境的污染。到2030年，流行区的卫生厕所普及率持续提高。（农业农村部、交通运输部等部门负责，江苏、安徽、江西、湖北、湖南、四川、云南等省份落实地方责任）

（二）实施综合控制钉螺行动

1. 钉螺调查和药物灭螺。开展钉螺孳生环境调查，掌握钉螺分布现状和动态。确定重点有螺地带和高危环境，并及时实施药物喷洒、浸杀、泥敷、地膜覆盖等灭螺措施。到2028年重点有螺环境灭螺覆盖率达到

100%，到 2030 年巩固维持。（国家疾控局牵头负责，上海、江苏、浙江、安徽、福建、江西、湖北、湖南、广东、广西、四川、云南等省份落实地方责任）

2. 农业工程钉螺控制措施。结合农业种植结构调整，对符合条件的水田实施水旱轮作。鼓励在有钉螺分布的低洼沼泽地带（非基本农田）合法开挖池塘，发展优质水产养殖业，实行蓄水灭螺。在流行区开展农田建设时，结合土地平整、灌溉与排水工程、田间道路、农田防护与生态环境保持等工程，改变钉螺孳生环境，减少钉螺面积。（农业农村部牵头负责，江苏、安徽、江西、湖北、湖南、四川、云南等省份落实地方责任）

3. 水利工程钉螺控制措施。实施河流（湖泊）综合治理工程和灌区改造工程，对流行区有螺区域，因地制宜采取硬化护坡、抬洲降滩、改造涵闸（增设拦螺阻螺设施）等措施，改变钉螺孳生环境，控制钉螺扩散，减少钉螺面积。到 2028 年有螺通江河道治理覆盖率达到 95% 及以上，到 2030 年持续改善。（水利部牵头负责，江苏、安徽、江西、湖北、湖南、四川、云南等省份落实地方责任）

4. 林业工程钉螺控制措施。实施抑螺防病林营造、抑螺成效提升改造，构建林农复合系统、设立隔离带等措施，改变钉螺孳生环境，压缩钉螺面积。结合实施生态工程，建设防钉螺扩散设施，加强螺情监测。到 2028 年有螺宜林宜草区内，抑螺防病林草覆盖率达到 95% 及以上，到 2030 年持续改善。（国家林草局牵头负责，江苏、安徽、江西、湖北、湖南、四川、云南等省份落实地方责任）

5. 其他钉螺控制措施。结合乡村建设，对疫情严重、村庄附近螺情复杂、钉螺难以消灭的地区，优先安排农村建设用地整治工程。（农业农村部牵头负责，上海、江苏、浙江、安徽、福建、江西、湖北、湖南、广东、广西、四川、云南等省份落实地方责任）

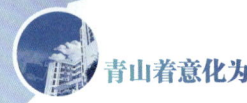

（三）实施病人救治管理行动

1. 晚期血吸虫病病人救治随访。完善晚期血吸虫病健康档案建设，规范个案管理，加强病人随访。按照有关技术方案，规范开展晚期血吸虫病病人治疗。对符合救治条件的病人，到2028年晚期血吸虫病病人救治率达到95%及以上，到2030年持续改善。（国家疾控局牵头，会同国家卫生健康委等部门负责，江苏、浙江、安徽、江西、湖北、湖南、四川、云南等省份落实地方责任）

2. 血吸虫病病例管理。对发现的血吸虫病病例，实施"1-7-2"工作模式，规范病例报告、流行病学调查，做好病例"乙类乙管"、疫点"动态清零"。按照"一人一档"建立个人档案，开展复诊复治、病例随访等精准化管理措施。到2028年血吸虫病病人随访率达到95%及以上，到2030年持续改善。（国家疾控局牵头，会同国家卫生健康委等部门负责，上海、江苏、浙江、安徽、福建、江西、湖北、湖南、广东、广西、四川、云南等省份落实地方责任）

3. 既往感染者管理。开展既往血吸虫感染者调查，建立个案信息库，做好随访和干预，改善服务对象健康状况，延缓和阻止血吸虫性肝纤维化病理进展，提高其生活质量。（国家疾控局牵头，会同国家卫生健康委等部门负责，上海、江苏、浙江、安徽、福建、江西、湖北、湖南、广东、广西、四川、云南等省份落实地方责任）

（四）实施监测预警响应行动

1. 流行因素监测。开展人群、家畜血吸虫病疫情监测及螺情监测，实现部门间信息共享，及时掌握疫情动态和流行因素的变化情况。强化医疗机构对血吸虫病的诊疗意识和能力，落实首诊医生负责制，提高病人的检出率。到2028年监测任务完成率达到100%，到2030年巩固维持。（国家疾控局牵头，会同国家卫生健康委、农业农村部等部门负责，上海、江苏、浙江、安徽、福建、江西、湖北、湖南、广东、广西、重庆、四川、

云南等省份落实地方责任）

2. 野生动物传染源监测。开展野鼠、麋鹿等野生动物血吸虫感染情况调查，掌握野生动物传染源分布特征，开展野生动物传染源防控。（国家疾控局牵头，会同国家林草局等部门负责，江苏、安徽、江西、湖北、湖南、四川、云南等省份落实地方责任）

3. 风险评估与处置。建设血吸虫病智慧化多点触发监测预警系统，综合分析研判传播风险，加强洪灾、地震等不可控自然灾害对血吸虫病传播影响的风险评估，根据风险等级启动预警响应机制，实施综合处置措施并进行处置效果评估。到2028年风险处置率达到100%，到2030年巩固维持。（国家疾控局牵头，会同农业农村部、水利部等部门负责，上海、江苏、浙江、安徽、福建、江西、湖北、湖南、广东、广西、重庆、四川、云南等省份落实地方责任）

（五）实施健康教育促进行动

1. 加强宣传动员。通过报纸、广播电台、电视台等主要媒体加大血吸虫病消除宣传力度，并利用网站、"两微一端"等新媒体平台加大宣传推送。设立血吸虫病防治宣传周，采取多种形式宣传血吸虫病防护知识和国家血吸虫病消除政策。加强血防文化建设，传承血防精神，增强防控队伍凝聚力。提高公众对血吸虫病的认知和关注度，增强居民自我防护意识，营造全社会参与血吸虫病防控的良好氛围。（国家疾控局牵头，会同国家广电总局等部门负责，上海、江苏、浙江、安徽、福建、江西、湖北、湖南、广东、广西、四川、云南等省份落实地方责任）

2. 加强重点人群健康教育。加强重点环境风险警示。针对流行区学生、休闲垂钓人员、水上作业和重大工程外来施工人员等重点人群，广泛开展血防知识的健康教育。将血防知识教育纳入学校、社区健康教育内容，普及防治知识，增强学生和重点人群防病意识和技能。到2028年重点人群血防知识知晓率达到95%，到2030年持续改善。（国家疾控局牵头，会同教育部、水利部等部门负责，上海、江苏、浙江、安徽、福建、江西、湖北、湖南、广东、广西、四川、云南等省份落实地方责任）

（六）实施专业能力提升行动

1.加大技能培训力度。对从事血防工作的专业技术人员开展人群和家畜查治、钉螺查灭、健康教育、风险评估、信息管理等各方面培训，全方位提升现有防治队伍技能水平。到2028年血防人员培训覆盖率达到95%及以上，到2030年持续改善。（国家疾控局牵头负责，上海、江苏、浙江、安徽、福建、江西、湖北、湖南、广东、广西、重庆、四川、云南等省份落实地方责任）

2.加强防控能力建设。在相关科技计划中布局消除血吸虫病科学研究，组织跨学科联合攻关，加快防治策略、监测预警、快速诊断技术、预防和治疗药品、灭螺药品和技术等方面的研究，加快成果转化与推广，持续提升防控能力和水平。（科技部牵头，会同农业农村部、国家卫生健康委、国家疾控局等部门负责，上海、江苏、浙江、安徽、福建、江西、湖北、湖南、广东、广西、重庆、四川、云南等省份落实地方责任）

五、保障措施

（一）组织保障

血吸虫病防治工作是国务院防治重大疾病工作部际联席会议制度的重要内容，各成员单位按职责分工，互通信息，密切配合，共同推进血吸虫病消除工作。各地切实提高对消除血吸虫病的认识，建立健全血吸虫病防治工作领导协调机制和工作责任制，切实加强对血吸虫病消除工作的领导，研究制定消除政策，组织落实各项防治措施。地区间加强联防联控，毗邻地区按照血吸虫病流行特点，制订区域联防工作计划，根据各区域间的实际情况，分类分片确定联防联控工作重点和具体措施。

各地结合本行动方案制定本地区血吸虫病消除计划，坚持"春查秋会"制度，建立健全部门述职制度、定期通报制度，加强工作指导，依法推进各项防治工作。

（二）经费保障

结合血吸虫病防治工作需要，落实财政投入政策。有关部门和地方政府在编制生态环境保护、水利、农业、林草业等工程项目时，应当统筹考虑血吸虫病防治工程措施。

（三）机构和人员保障

完善省、市、县、乡四级血吸虫病防控网络，保持稳定的血吸虫病防治专业队伍，对已达到消除目标的地区，应保留必要的人员、技术储备，巩固消除成果。依托国家区域公共卫生中心建设以血吸虫病防治为主的重点寄生虫病区域公共卫生中心，建立健全敏感有效的血吸虫病监测体系。加强实验室检测能力和实验室诊断网络建设，强化专业技术培训和防控技术储备，进一步提升监测预警、风险评估、流行病学调查、检验检测、应急处置、信息化和大数据应用等方面的能力，并保持稳定。

六、效果评估

国家疾控局将会同有关部门建立健全效果评估工作机制，于2025年、2028年和2030年分别开展行动方案实施情况阶段性评估及终期评估。各地、各部门可参照本行动方案，结合实际，制订具体实施方案，落实各项保障措施，确保目标如期实现。

附件：

1. 各血吸虫病流行省份消除目标推进表
2. 各血吸虫病流行省份主要工作指标清单
3. 血吸虫病消除标准要求及工作指标释义

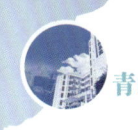

附表1　　　　　各血吸虫病流行省份消除目标推进表

省（市、区）	流行县总数	2022年达标情况			目标推进计划					
		消除县数	传播阻断县数	传播控制县数	2025年		2028年		2030年	
					消除县数	传播阻断县数	消除县数	传播阻断县数	消除县数	传播阻断县数
上海	8	8	0	0	8	0	8	0	8	0
江苏	66	59	7	0	66	0	66	0	66	0
浙江	54	54	0	0	54	0	54	0	54	0
安徽	50	22	28	0	27	23	50	0	50	0
福建	16	16	0	0	16	0	16	0	16	0
江西	39	24	12	3	28	11	39	0	39	0
湖北	63	36	27	0	43	20	63	0	63	0
湖南	41	17	24	0	41	0	41	0	41	0
广东	14	14	0	0	14	0	14	0	14	0
广西	20	20	0	0	20	0	20	0	20	0
四川	63	62	1	0	63	0	63	0	63	0
云南	18	11	7	0	18	0	18	0	18	0
合计	452	343	106	3	398	54	452	0	452	0

注：本方案中血吸虫病疫情控制、传播控制、传播阻断和消除的要求及考核方法参照《血吸虫病控制和消除》（GB 15976-2015）。

附表2　　　　　各血吸虫病流行省份主要工作指标清单

工作指标	2020年基数	2025年目标	2028年目标	2030年目标
人群血检阳性者粪检受检率	90%	92%	95%	95%
家畜血吸虫病筛查率	90%	92%	95%	95%
重点有螺环境禁牧率	100%	100%	100%	100%
重点有螺环境灭螺覆盖率	90%	100%	100%	100%
有螺通江河道治理覆盖率	90%	92%	95%	95%
抑螺防病林草覆盖率	—	90%	95%	95%
晚期血吸虫病病人救治率	90%	92%	95%	95%

续表

工作指标	2020年基数	2025年目标	2028年目标	2030年目标
血吸虫病病人随访率	—	92%	95%	95%
监测任务完成率	95%	98%	100%	100%
风险处置率	100%	100%	100%	100%
重点人群血防知识知晓率	—	95%	95%	95%
血防人员培训覆盖率	—	95%	95%	95%

附表3　　　　　　　血吸虫病消除标准要求及工作指标释义

编号	工作指标及相关标准	分子	分母	备注
1	疫情控制标准	—	—	应同时符合下列各项：居民血吸虫感染率低于5%；家畜血吸虫感染率低于5%；不出现急性血吸虫病暴发。
2	传播控制标准	—	—	应同时符合下列各项：居民血吸虫感染率低于1%；家畜血吸虫感染率低于1%；不出现当地感染的急性血吸虫病病人；连续2年以上查不到感染性钉螺。
3	传播阻断标准	—	—	应同时符合下列各项：连续5年未发现当地感染的血吸虫病病人；连续5年未发现当地感染的血吸虫病病畜；连续5年以上查不到感染性钉螺；以县为单位，建立和健全敏感、有效的血吸虫病监测体系。
4	消除标准	—	—	达到传播阻断要求后，连续5年未发现当地感染的血吸虫病病人、病畜和感染性钉螺。
5	人群血检阳性者粪检受检率	血检阳性者粪检人数	血检阳性人数	血检阳性人数：血吸虫病流行区开展血吸虫病血清学检查且结果为阳性的人数。血检阳性者粪检人数：血清学检查阳性的人群中进行血吸虫病粪便检查的人数。
6	家畜血吸虫病筛查率	实际筛查家畜数	应筛查家畜数	应筛查家畜数：血吸虫病流行区有螺环境放牧的牛、羊头（只）数。实际筛查家畜数：应筛查牛、羊头（只）数中实际开展血吸虫病检测的牛、羊头（只）数。

续表

编号	工作指标及相关标准	分子	分母	备注
7	重点有螺环境禁牧率	禁牧的重点有螺环境处数	重点有螺环境处数	**重点有螺环境处数**：人畜可及且有钉螺孳生的环境数。 **禁牧的重点有螺环境数**：落实禁牧措施的重点有螺环境数。
8	重点有螺环境灭螺覆盖率	重点有螺环境实际灭螺面积	应灭螺的重点有螺环境钉螺面积	**应灭螺的重点有螺环境钉螺面积**：人畜可及且适于灭螺的有螺环境的钉螺实有面积。 **重点有螺环境实际灭螺面积**：应灭螺的重点有螺环境实有钉螺面积中实际开展灭螺的面积。
9	有螺通江河道治理覆盖率	重点有螺通江河道治理的条数	重点有螺通江河道的条数	**重点有螺通江河道条数**：螺情严重、影响范围大且对血吸虫病流行有较大影响的通江河道条数。 **重点有螺通江河道治理条数**：因地制宜采取护坡、吹填、涵闸改造、抬洲降滩等血吸虫病防治措施所治理的重点有螺通江河道条数。
10	抑螺防病林草覆盖率	抑螺防病林草面积	适宜造林植草区域的钉螺面积	**适宜造林植草区域钉螺面积**：在血吸虫病流行区适宜造林（水淹期小于60天）植草的区域的实有钉螺面积。 **抑螺防病林面积**：在适宜造林植草区域的实有钉螺面积内为抑螺成效提升改造形成的以抑螺防病为主的林草面积。
11	血吸虫病病人随访率	随访血吸虫病病人数	在册血吸虫病病人数	**在册血吸虫病病人数**：登记在册的血吸虫病病人数，包括急性、慢性及晚期病人数。 **随访血吸虫病病人数**：通过电话、短信、登门、检查等方式开展随访的血吸虫病病人数。
12	晚期血吸虫病病人救治率	晚期血吸虫病病人救治人数	晚期血吸虫病病人数	**晚期血吸虫病病人数**：符合晚期血吸虫病救治条件的在册晚期血吸虫病病人数。 **晚期血吸虫病病人救治人数**：实施救治的晚期血吸虫病病人数。
13	监测任务完成率	监测任务完成数	监测任务数	**监测任务点数**：根据国家监测工作方案，应开展监测的监测点数。 **监测任务完成点数**：按要求完成监测任务的点数。

十、实现消除血吸虫病目标行动方案及相关文件

续表

编号	工作指标及相关标准	分子	分母	备注
14	风险处置率	处置风险环境数	风险环境数	**风险环境数**：血吸虫病流行或消除地区，出现下列情况之一视为风险环境：①发现血吸虫病确诊病例；②发现血吸虫粪检阳性病畜；③发现感染性钉螺；④水体中监测到血吸虫尾蚴；⑤发现含有血吸虫虫卵或者毛蚴的野粪；⑥其他经专家会商、Delphi 评估等认为存在造成血吸虫病疫情反弹或回升风险的情况。 **处置风险环境数**：及时开展流调并规范、有效处置风险因素的风险环境数。
15	重点人群血防知识知晓率	回答正确题目总数	应回答题目总数	**应回答题目总数**：被调查的重点人群（渔船民、农民及中小学生等）应回答问卷题目的总数。 **回答正确题目数**：被调查的重点人群（渔船民、农民及中小学生等）正确回答问卷题目的总数。
16	血防人员培训覆盖率	接受培训血防人员数	在岗血防人员数	**在岗血防人员数**：在岗的血吸虫病防治工作人员数。 **接受培训血防人员数**：接受上级或本级组织的各类血吸虫病防治相关知识、技能培训的血吸虫病防治工作人员数。

（二）长江委血吸虫病防治监测中心《加快实现消除血吸虫病目标工作方案（2023—2030年）》

关于印发加快实现消除血吸虫病目标工作方案（2023—2030年）的通知

医〔2023〕202号

血吸虫病是一种严重危害人民群众身体健康、制约经济社会发展的重大传染病，其主要分布在我国长江中下游一带及长江流域以南地区。新中国成立初期，面对血吸虫病的肆虐，毛泽东主席发出了"一定要消灭血吸虫病"的号召，七十多年来党和政府带领广大人民群众与血吸虫病展开了长期斗争。

因防汛和水利建设需要，长江委近3万职工和家属长期工作生活在长江中下游的江汉平原、洞庭湖、鄱阳湖以及沿江洲滩等血吸虫病流行疫区，成为血吸虫病易感人群。水利血防作为血防综合治理的一个重要组成部分，其防治工作一直受到水利部和长江委的高度重视和关心，早在20世纪50年代，血吸虫病防治工作已经被纳入到水利规划中，并把"防汛和血吸虫病防治作为两件天大的事"来抓。

经过不懈努力，我国血防工作取得巨大成绩，截至2023年末，全国实现了血吸虫病传播阻断，长江委血防工作也取得显著成效，血吸虫病防治监测中心通过持续宣教、疫情和螺情监测、查治病等措施，职工已连续15年无急性感染病例发生，基层一线职工工作和生活区连续12年未发现感染性钉螺，血吸虫病发病率降至历史最低时期。然而，当前血防工作仍面临诸多挑战，一是长江流域仍有109个流行县（市区）尚未达到消除标准；二是血吸虫病传染源种类多、中间宿主钉螺分布广、流行因素复杂，综合防控措施稍有松懈，疫情便会卷土重来；三是水利职工工作区域"站（点）多、线长、面广"，涉及 7 省（市）、46 个血吸虫病重疫区县，此外，还存在潜在的野生动物传染源、钉螺控制与水产养殖、生态保护的矛盾、突发自然灾害影响和人群防护意识下降等问题，血吸虫病传播风险因素依然存在。为确保《"健康中国 2030"规划纲要》中全国血防工作目标如期实现，按照《关于印发加快实现消除血吸虫病目标行动方案的通知》（国疾控卫免发〔2023〕13 号）要求，特制定本工作方案。

一、指导思想

以习近平新时代中国特色社会主义思想为指导，认真贯彻党的二十大精神，坚持把人民健康放在优先发展战略地位，坚定消除血吸虫病的信心和决心，坚持"预防为主、防治结合、分类指导、统筹推进、综合治理、目标管理"的防治方针，把血吸虫病防治作为天大的民生工作，依法防治、科学防治、精准防治，全方位全周期维护和保障我委职工身体健康。

二、工作目标

（一）总体目标

实现长江流域委属水利职工工作和生活区全部达到消除标准，建立健全野外作业、水上作业和参与防汛的一线职工敏感、有效的血吸虫病监测体系，持续稳固血吸虫病消除状态。

（二）分阶段目标

1. 至 2025 年，长江流域委属水利职工工作和生活区 90% 及以上达到消除标准。

2. 至 2028 年，长江流域委属水利职工工作和生活区 100% 达到消除标准。

3. 至 2030 年，巩固消除成果，完成消除血吸虫病考核验收，维持稳固血吸虫病消除状态。

三、重点区域

以长江委水文中游局、益阳分局环洞庭湖区，荆江局荆南分局、下游局的鄱阳湖区等职工生活和工作区域为监测重点，兼顾水文下游局、野外作业、水上作业和参与防汛的一线职工，按照重点区域每年一次、非重点区域两年一次的工作要求做好血吸虫病防治监测。

四、工作内容

按照"因地制宜、分类施策、精准防治"的工作原则，继续坚持以传染源控制为主、强化重点环境钉螺控制的综合防治策略，认真落实"血吸虫病防控"项目各项防治措施。

（一）实施传染源控制行动

1.开展职工血吸虫病筛查。对血检阳性职工回访率达到95%及以上，必要时开展粪检。

2.及时规范血吸虫病治疗。防止晚期血吸虫病病人发生。

（二）实施综合控制钉螺行动

1.开展职工工作和生活区钉螺调查，加强洪涝灾害后钉螺扩散监测，掌握钉螺分布现状和动态。

2.确定重点有螺区域和高危环境，及时实施药物灭螺。

（三）实施病人救治管理行动

1.完善慢性血吸虫病病人健康档案，做好随访和干预，延缓和阻止血吸虫性肝纤维化病理进程。

2.对新发现的血吸虫病病例，实施"1-7-2"工作模式（即在诊断后1天（24小时）内填写传染病报告卡，通过中国疾病预防控制中心传染病报告信息管理系统进行网络直报。对于血清抗体阳性者，应在7日内完成病原学检查，病原学检查阳性者，按照确诊病例进行登记和报告。县级疾病预防控制机构收到急性血吸虫病预警信号后，须进行核实，并在 2 小时内登录传染病自动预警信息系统报告核实情况。），规范病例报告、流行病学调查，做好病例"乙类乙管"、疫点"动态清零"和"一人一档"、复诊复治、病例随访等精准化管理。

（四）实施监测预警响应行动

1. 流行因素监测。与流域省（市）疾控部门协调沟通，及时掌握疫情动态和流行因素的变化。

2. 开展风险管理，及时发布监测信息。关注野鼠、麋鹿等野生动物血吸虫感染调查。

3. 强化血吸虫病的诊疗意识和能力。落实首诊医生负责制，提高病人检测的准确率。

（五）实施健康教育促进行动

1. 创新宣传方式。通过长江水利网、长江医院网、长江医院微信公众号等多种形式开设血防宣传专题、专栏，开展网络血防知识竞赛活动；各单位通过布置血防宣传展板、发放血防宣传资料、电子显示屏滚动宣传血防知识，悬挂宣传横幅，加大血防宣传力度；通过举办血吸虫病防治知识培训班，宣传血吸虫病防护知识和国家血吸虫病消除政策，增强血防工作人员履职尽责能力，促进全委职工血防意识的提升。

2. 针对休闲垂钓人员、水上作业和重大工程参与职工，广泛开展血防知识教育。

3. 加强血防文化建设。收集整理 40 余年来长江血防工作全过程的文字、图纸、照片、报表、音像等资料，传承血防精神，凝聚治江力量。

（六）实施专业能力提升行动

1. 加大技能培训力度。到 2028 年，血防工作人员培训全覆盖，其中重点培养 5～10 名查治专业人员（含检验师），有 2～3 人熟悉钉螺查灭流程和熟练掌握 GPS 应用等，提升健康教育、风险评估、信息管理等方面专业技术能力。

2.完善快速诊断技术、预防和治疗药品、灭螺技术等方面流程和规范，持续提升防控能力和水平。

五、考核指标

为确保实现上述目标任务，2023年度主要年度绩效考核指标如下（根据经费情况适时调整）：

1.完成疫区水利职工监测查病≥2000人次；

2.完成疫区水利职工血吸虫病治疗、疗休养≥18人次，随访率100%；

3.发放血防服数量≥1400套；

4.发放防护药品≥80人次；

5.疫区查螺面积≥15万平方米；重点有螺环境灭螺覆盖率100%；

6.血防知识竞赛≥3000人次，重点区域职工血防知识知晓率95%及以上；

7.血防人员培训次数≥1次，培训覆盖率≥95%；

8.新发病人的控制率（新发感染人数/受检人数）≤1%；

9.血吸虫病人救治率（当年完成救治人数/当年计划救治人数×100%）≥100%；

10.符合发放标准的已感人群药品发放覆盖率（当年发放人数/当年计划发放人数*100%）≥95%。

六、保障措施

（一）组织保障

完善长江委综合防治措施，并建立健全长效管理机制。一是继续发挥委血防工作领导小组作用，建立健全由委领导、规计局（血防办）、企事业单位和一线基层站（点）职工参与的四级血吸虫病防治网络体系，形成血防合力；二是强化法治观念，依据《血吸虫病防治条例》履行职责，坚持"春查秋会"制度；三是与流域省（市）区疾控部门建立良好的联系制度，互通信息，密切配合，共同推进血吸虫病消除工作。四是按照《关于印发加快实现消除血吸虫病目标行动方案的通知》（国疾控卫免发〔2023〕13号）要求，强化血防工作考核和监督评价，继续把血吸虫病防治这件人命关天的大事抓紧抓实抓好。

（二）经费保障

严格按照"血吸虫病防控"项目资金安排，推进各项工作。发挥企事业单位血防工作积极性，加大投入，新建或维护好各项血吸虫病防治措施。

（三）机构、人员和技术保障

继续发挥委血吸虫病防治监测中心作用，保持稳定的专业队伍，强化专业技术培训和防控技术储备，不断提升血防监测中心实验室诊断、流行病学调查、应急处置等方面的能力；探索有效的监测预警技术，应用适宜的快速诊断技术，开展环境风险识别技术研究、加强洪灾、地震等不可控自然灾害对血吸虫病传播影响的风险评估；继续加强与地方血防防治部门和研究机构的合作，持续提升血防现场应用科研能力。

七、效果评估

长江委血吸虫病防治监测中心将会同有关部门和单位，每年组织对消除推进工作和实施效果情况开展调研，于2025年、2028年和2030年对本工作方案实施情况进行阶段性评估和终期评估，确保目标如期实现。

附表：国家血吸虫病消除标准要求及工作指标释义（略）

长江水利委员会长江医院

（血吸虫病防治监测中心）

2023年12月3日

（三）血吸虫病控制和消除国家标准

《"健康中国2030"规划纲要》和《加快实现消除血吸虫病目标行动方案（2023—2030年）》都提出了一个宏伟目标：到2030年，中国将达到血吸虫病消除的标准。

自新中国成立以来，我国血吸虫病防治经历了三个主要阶段：

第一阶段是1950年代到1980年代初期，实施以消灭钉螺为主的综合防治策略。

1. 防治初期的消除标准

我国在血吸虫病防治初期陆续制定了三个重要标准，分别是1958年的《基本消灭血吸虫病暂行标准》、1977年的《根除血吸虫病的标准》和1980年的《消灭血吸虫病试行标准》。

《基本消灭血吸虫病暂行标准》主要聚焦于消灭钉螺的任务，并强调了对粪便的全面管理以及对病人和病畜的普遍治疗。

《根除血吸虫病的标准》更加严格，强调了合理管理粪便和水资源，并要求建立一支专业的血防队伍以及完善的查灭螺、查治病制度。

《消灭血吸虫病试行标准》则要求查不到钉螺、居民粪检阳性率降至5‰以下、所有病牛得到治疗或处理以及没有新感染的病人和病牛出现。

1958年，余江县成功达到了消灭血吸虫病的标准，这一成就得到了毛主席的高度赞扬，他为此专门创作了《七律二首·送瘟神》以示庆祝。这段历史不仅展示了我国在血吸虫病防治上的决心和成果，也是对后人的鼓舞和激励。

第二阶段是1980年代中期到2003年，主要采用人畜化疗的综合防治策略。

2. 防治中期的消除标准

在血吸虫病防治的第二个阶段，我国发布了两个关键标准，分别是1985年的《消灭血吸虫病标准》和1995年的《我国控制和消灭血吸虫病标准》。这些标准反映了我国对血吸虫病消灭目标的逐步提升和细化。

《消灭血吸虫病标准》要求连续三年没有发现新感染的病人和病畜，居民粪检阳性率不超过2‰，所有病畜都得到治愈或处理，且一年以上查不到当地钉螺。

《我国控制和消灭血吸虫病标准》则提升至连续五年未发现新感染的人和家畜，同时要求有一支健全的巩固监测专业队伍，以及完整的血防档案资料和巩固监测方案和措施。

这一时期，上海市、广东省、福建省、广西壮族自治区和浙江省先后达到了消灭标准。

第三阶段是从2004年开始至今，坚持以传染源控制为主的综合防治策略。

3. 现阶段的消除标准

在血吸虫病防治的第三个阶段，我国分别在2006年和2015年发布了《血吸虫病控制和消灭标准》（GB 15976—2006）和《血吸虫病控制和消除》（GB 15976—2015）。

现行的《血吸虫病控制和消除》（GB 15976—2015）中传播阻断要求连续五年未发现当地感染的血吸虫病病人和病畜，以及连续五年以上查不到感染性钉螺。此外，需要以县为单位建立和健全敏感、有效的血吸虫病监测体系。确保在达到传播阻断要求后，连续五年未发现当地感染的血吸虫病病人、病畜和感染性钉螺即认定为消除。

截至2023年12月，江苏、湖北、湖南、安徽、江西和云南、四川先后达到了传播阻断标准。

青山着意化为桥 长江委血吸虫病防治 70 年回顾

每个阶段的防治成果都是我们与血吸虫病斗争历程中的重要里程碑，得益于社会经济的发展和科学技术的进步。

我国血吸虫病消除标准经历了基本消灭—根除—消灭—消除的演变，规范了不同时期血吸虫病防治工作进程的考核评估标准，同时也成为不同时期防治工作实践的科学指南，体现了我国在血吸虫病防治方面的坚定决心，也为最终实现血吸虫病的消除提供了清晰的指导和目标。

消除并不等同于彻底消灭。在疾病控制方面，消除更具科学性，并与国际标准接轨。消除意味着我们能够完全掌控疾病，随时准备好用专业团队和有效药物应对每一个新发现的病例！

不同阶段血防消除标准

阶段	时间范围	主要策略	消除标准及相关文件
防治初期	1950 年代—1980 年代初	消灭钉螺	1.1958 年《基本消灭血吸虫病暂行标准》：消灭钉螺，全面管理粪便，对病人和病畜进行普遍治疗； 2.1977 年《根除血吸虫病的标准》：合理管理粪便和水资源，建立专业血防队伍，完善查灭螺、查治病制度； 3.1980 年《消灭血吸虫病试行标准》：查不到钉螺，居民粪检阳性率降至 5‰ 以下，所有病牛得到治疗或处理，无新感染病人和病牛出现。
防治中期	1980 年代中期—2003 年	人畜化疗	1.1985 年《消灭血吸虫病标准》：连续三年无新感染病人和病畜，居民粪检阳性率不超过 2‰，所有病畜得到治愈或处理且一年以上查不到当地钉螺； 2.1995 年《我国控制和消灭血吸虫标准》：连续五年未发现新感染的人和家畜，有健全的巩固监测专业队伍，有完整的血防档案资料和巩固监测方案和措施。
现阶段	2004 年至今	传染源控制	2006 年《血吸虫病控制和消灭标准》(GB 15976—2006) 和 2015 年《血吸虫病控制和消除》(GB 15976—2015)：达到连续五年未发现当地感染的血吸虫病病人和病畜，连续五年以上查不到感染性钉螺，以县为单位建立和健全敏感、有效的血吸虫病监测体系。确保在达到传播阻断要求后，连续五年未发现当地感染的血吸虫病病人、病畜和感染性钉螺即认定为消除。

※（GB15976—2015 血吸虫病控制和消除）

154

（四）2005—2020年"血吸虫病防控"项目工作总结

血吸虫病是严重危害人民身体健康和生命安全、影响经济社会发展的重大传染病之一。党和政府一直高度重视血吸虫病防治工作，为持续落实血吸虫病综合防治措施，维护人民群众身体健康，国家制定了《血吸虫病防治条例》、编制了《全国预防控制血吸虫病中长期规划纲要（2004—2015年》和《"十三五"全国血吸虫病防治规划》。在水利部部署和长江委的安排下，我院按照工作要求，十几年来通过"血吸虫病防控"项目（以下简称血防项目），认真落实各项防治措施，共同推进防治工作。

一、早期血吸虫病防治工作回顾

（一）概况

血吸虫病是由裂体吸虫属血吸虫引起的一种慢性寄生虫病，主要流行于亚、非、拉美的73个国家，患病人数约2亿。我国主要流行的是日本血吸虫病。

血吸虫在中国主要分布在长江中下游一带及长江流域以南地区的江苏、浙江、湖南、湖北、安徽、江西、四川、云南、广东、广西、福建、上海等12个省、自治区、直辖市的409个县（市、区）范围内。血吸虫病流行与钉螺的地理分布是一致的。全国以湖南、湖北两省的血吸虫病流行最为严重。

（二）"一定要消灭血吸虫病"

新中国成立以来，尤其1956年毛泽东指示"一定要消灭血吸虫病"之后，在党和各级政府的高度重视下，经过几十年来的不懈努力和持续治理，全国血吸虫病防治工作取得了显著成效。

水利血防作为血防综合治理的一个重要组成部分，其防治工作一直受到水利部和长江委的高度重视和关心，早在20世纪50年代，水利结合血吸虫病防治工作已经被纳入到水利规划中，"一定要消灭血吸虫病"成为水利人共识。1959年完成的《长江流域综合利用规划要点报告》将血吸虫病防治作为流域综合治理任务之一，并提出了水利灭螺规划。

（三）领导关心和早期实践

根据国务院国发〔1990〕18号文《关于加强血吸虫病防治工作的决定》和全国五省血防会议精神，1990年7月长江委以〔90〕长干字第086号《关于成立血吸虫病防治机构的通知》发文，正式成立长江水利委员会血吸虫病防治工作领导小组，领导小组下设办公室，作为办事机构负责组织、协调、督促和检查等血吸虫病防治工作。2000年，成立长江委血吸虫病防治监测中心，2002年，长江委机构改革，长江医院与长江委血吸虫病防治监测中心合署办公。

在国家"八五"和"九五"发展规划期间，长江委血防办按照"防、查、治、灭、管"的防治原则，坚持不懈开展血吸虫病防治知识宣传教育、创新性开展血防安全区建设和大力推动长江委血防达标工作，定期组织职工查病、环境灭螺等，强化疫区易感人群防护，保障血防防护物资及时到位，预防和及时发现急性感染病人发生，尤其在1998年长江流域特大洪水抗洪抢险中，实现了大灾之年无大疫，无一例血吸虫病急性感染病人发生。

编制了《水利部长江水利委员会综合治理血吸虫病"十五"计划》，制定了《长江重要堤防隐蔽工程血吸虫病控制指导方案》和《长江水利委员会重要堤防隐蔽工程血吸虫病防治规定》。

"十五"期末，长江委人群感染率下降了68%，慢性病人数下降了42%，急性病人下降了77%；提前三年达到全国血防规划目标和任务，"蒿甲醚预防日本、曼氏和埃及血吸虫病的应用及基础研究"项目荣获国家科技进步奖二等奖；多次、多人荣获全国血防先进单位、全国血防先进个人称号。

二、血防项目背景及立项依据

长江流域是血吸虫病流行区，血吸虫病是一种具有寄生性、地方性和自然疫源性的重大传染疾病，主要通过血吸虫疫水传播，使人体发病。因防汛和水利建设需要，长江委近3万职工和家属长期工作生活在长江中下游的江汉平原、洞庭湖、鄱阳湖以及沿江洲滩等血吸虫病流行的重疫区成为血吸虫病易感人群。

据早年流行病学调查，长江委上世纪感染职工人数达到2200人（2016年，1398人）。长江委血吸虫病疫情有"三大、三高"的特点。"三大"：一是疫区范围大，涉及7省（市）、46个血吸虫病重疫区县。二是人群流动性大。三是危害大，已经影响生产生活。"三高"：一是患病率高。人群感染率达13.7%（2163人），为疫区7省（市）人群的3倍。二是致残率高。晚血病人达到15%，居全国之首。三是死亡率高，因血吸虫病死亡73人。

党中央、国务院历来重视血吸虫病防治工作，伟大领袖毛泽东发出了"一定要消灭血吸虫病"指示。历任水利部和长江委领导都把"救命第一"作为关心职工的第一要务，要求防汛和血防是两件人命关天的大事，都要抓紧抓好。

该项目依据《传染病防治法》和《血吸虫病防治条例》，坚持"预防为主，防治结合、分类管理、综合治理、联防联控"的方针，坚持以人为本，采取"疫区优先治水，治水结合灭螺"的工作思路，通过综合治理、查螺灭螺、疾病监测、劳动防护、血防宣教、医疗休养等措施，2020年达到血吸虫病传播阻断标准。血防项目立项符合财政支持方向和范围，立项依据充分。

三、血防项目总体要求

（一）指导思想。落实党中央、国务院决策部署，坚持预防为主、标本兼治、分类指导、综合治理、联防联控，依法科学防治血吸虫病。

（二）实施目标。2020年，完成流域水利职工工作和生活区达到传播阻断标准，部分区域达到消除标准，继续加强监测，巩固血防成果。

（三）主要工作指标。为确保实现上述目标，主要年度绩效考核指标如下。

1. 完成疫区水利职工监测查病≥3800人次

2. 完成疫区水利职工血吸虫病治疗、疗休养≥80人次

3. 发放血防服数量≥2000套

4. 发放防护药品≥120人次

5. 疫区查螺面积≥30万m^2

6. 血防知识竞赛≥5000人次

7. 培训次数≥2次

8. 新发病人的控制率（新发感染人数/受检人数）≤1%

9. 血吸虫病人救治率（当年完成救治人数/当年计划救治人数×100%）≥100%

10. 符合发放标准的已感人群药品发放覆盖率（当年发放人数/当年计划发放人数×100%）≥95%

四、参与单位及分工

长江委于20世纪50年代末就开展了水利系统血吸虫病防治监测工作。2002年，长江医院与血防监测中心合署办公，实行两块牌子、一套班子的管理体制，其主要职能是负责监测流域水利职工工作和生活区血吸虫病流行情况、处理突发疫情、开展科学研究、推广先进的防治技术，负责全委职工血吸虫病诊断和治疗、开展劳动防护、监测技能培训和健康教育等工作；2005年起按预算管理要求，血防监测中心作为项目法人

单位组织申报了血防项目,并按行政事业类项目管理。

血防项目由血防监测中心和血防办共同实施,其中血防监测中心负责组织实施疫区水利人员的查治病工作、负责采购并发放血防劳动防护用品、预防治疗药品、组织实施疫区查螺灭螺、血吸虫病防治技能培训、健康疗养、血防宣传以及相关仪器设备的采购工作,血防办负责实施长江流域水利血防措施防灭螺效果监测和评价、血防春查秋会、血防知识宣传培训等工作。

五、血防项目资金安排

截至 2020 年 12 月 31 日,血防项目已连续实施 16 个年度,每年有一定的财政资金支持。

六、血防项目目标与主要指标实现情况

(一)2020 年底圆满实现防治目标

在 2015 年全国达到血吸虫病传播控制标准的基础上,2020 年底长江委企事业单位所在的各省血吸虫病流行区域,均达到传播阻断标准及以上标准,水利干部职工受血吸虫病危害的局面得到改善,血吸虫病防治处于历史最高水平。

(二)主要工作指标情况

1. 主要任务落实情况

2005—2020 年血防项目绩效完成情况表

项目	2005—2009 年 计划	2005—2009 年 实际	2010—2014 年 计划	2010—2014 年 实际	2015—2020 年 计划	2015—2020 年 实际	合计 计划	合计 实际
查病人次(人次)	14200	15553	19500	19291	21810	22006	55510	56850
治病及疗休养人次(人次)	510	414	515	535	452	459	1477	1408
查螺面积(万平方米)	150	145.56	150	153.74	170	177.82	470	477.12
健康教育(人次)	25000	28743	25000	25974	30000	30175	80000	84892
举办培训班次数(次)	9	9	10	10	10	10	29	29
监测点(个数)	0	0	13	13	73	77	86	90

2. 项目绩效达标情况

如期实现了项目确定的目标，具体为：

（1）职工血吸虫病筛查率：全委血吸虫病筛查率达到100%，大于国家要求的90%；

（2）疫点处置率：疫点处置率达到100%；

（3）药物灭螺覆盖率：水利一线职工作业区药物灭螺覆盖率达到98.22%，大于国家要求的90%；

（4）职工防治知识知晓率：职工防治知识知晓率达到97.32%，大于国家要求的95%；

（5）监测任务完成率：监测任务完成率达到100%，大于国家要求的95%。

（6）其他防控措施工作指标方面，覆盖率为100%，均大于国家要求的95%。

（三）人才和能力建设

截至2020年，血吸虫病防治专业人员在编人数为173人，高级职称占比由2005年的17%提高至2020年的36%；本科及以上学历占比由2005年的22%提高至2020年的79%；30～50岁年龄段人员占比由2005年的10%，提高至2020年的32%；实验室专职检测人员增加至2020年的9人；购置检查治疗设备共290台（套）。人才结构更趋合理化，实验室硬件设施得到一定的改善。

（四）第三方评估情况

2006—2010年该项目均由"水利部重大项目验收专家组"一次性通过验收。2011—2012年由委内组织的专家组一次性通过验收。2013年"水利部血吸虫病防控经费"项目属性由"跨年度支出项目"转为"经常性专项业务费项目"，并作为水利部民生水利重点项目列入绩效评价试点项目。

该项目自 2013 年被列为"绩效评价试点项目"以来，每年在水利部终期绩效评价的综合得分均在 95 分以上，且评价等级均为"有效"。特别是 2014 年财政部对该项目 2013 年进行绩效再评价时，最终给予该项目"指标考核综合得分为 95.06 分，再评价等级为有效"的结论。2018 年得到水利部嘉奖，给予 56.7 万元项目奖励。

七、血防项目主要防治成效

（一）血吸虫病流行范围显著压缩

截至 2020 年底，随着流域 450 个血吸虫病流行区，301 个（66.89%）达到消除标准，128 个（28.44%）达到传播阻断标准，血吸虫病流行范围减少，我委各工作站点环境的安全性处于历史最好时期。

（二）水利职工血吸虫病感染率明显下降

通过强化查病化疗、查灭钉螺等常规防治措施，疫区职工血吸虫感染率下降明显。现有血吸虫感染人数 1123 人，经积极治疗，其中治愈 601 人，治愈率 53.5%；522 人存在肝实质改变或肝功能异常，有肝实质Ⅱ级改变 12 例；无晚期血吸虫病例，无急性血吸虫病例。

（三）螺情得到有效控制

于 2007 年、2008 年、2010 年和 2011 年，在洞庭湖疫区水文基层工作站点四次发现感染的阳性钉螺，并在当年进行了灭螺处理。之后，连续 9 年监测未发现感染性钉螺。2020 年，虽然长江流域遭遇了较为严重的洪涝灾害，但在疫区我委水文基层工作站点环境监测中，未出现钉螺面积扩散现象。

（四）血吸虫病治疗政策惠及职工

血吸虫病人治疗全面纳入了专项资金管理，有效缓解了患病职工的经济负担。2005—2020 年，共治疗慢性血吸虫病人 1408 余人次；血吸虫病人得到了"应治尽治，应救尽救"。

（五）血防宣传教育成效显著

创新宣传方式，以血防日知识竞赛、微信公众号等形式，为职工提供了喜闻乐见的宣传服务；并结合毛泽东同志《七律二首·送瘟神》发表60周年和新中国成立70周年等契机，开展系列血防宣传活动，每年接受血防宣传教育人数达5000人次以上，重点疫区职工血防知识知晓率稳定在95%以上，防病意识大幅提升。

八、结论

第三方评估结果显示，血防项目得到了较好地贯彻落实，血防监测中心认真实施以传染源控制为主的血吸虫病综合防治策略，职工急性感染率下降为零，连续9年未发现感染性钉螺，流行范围显著压缩。

流域水利职工工作和生活区随着各省市达到传播阻断和传播控制标准，目标如期实现。

九、主要经验

（一）加强组织领导，落实目标责任

水利部和长江委高度重视血吸虫病防治工作，把"救命第一"作为关心职工的第一要务，要求各单位把防汛和血防这两件人命关天的大事，都要抓紧抓好。长江委认真研究部署血防工作，实行目标责任管理，压实责任，形成了机关主导、多部门和单位参与、联防联控的良好工作机制。强化了血防工作考核和监督评价，将血防工作纳入单位绩效考核指标。

（二）广泛参与，健全防治网络体系

长江委从委领导到基层站队职工，从职能管理部门到事业单位、企业，广泛参与，建立健全了四级血吸虫病防治网络体系；同时改变传统工作习惯，通过工作区环境改造、升级智能化检测手段、结合灭螺工作、建设血吸虫防治安全区等，从源头控制传染源。

（三）开展科学防治，升级监测预警

为适应疫情变化及防治需求，组织专家修订和完善了血吸虫病防治

规范、技术方案、标准等文件，下发了《血吸虫病防治工作规范》，汇编《年度钉螺调查报告》等，确保工作质量。

围绕血吸虫病预防、防护药物，水利血防技术导则、技术规范，水利血防理论与关键技术，水利工程生态环境影响及钉螺扩散研究等方面，重点与湖北、湖南和江西血防科研机构交流合作，引进和研发了适宜技术并在血吸虫病防治现场得到广泛应用，提升了血防工作和监测预警水平。

（四）加强能力建设，完善防控体系

依托全国血吸虫病网络诊断平台的运行，通过专题培训、室间和室内质控等活动，血防监测中心实验室诊断能力得到全面提升，检测设备条件进一步改善，确保了血吸虫病检测诊断工作的质量。组织开展水利职工血吸虫病防治技术培训班和技能竞赛，通过现场查螺、实验室诊断和血防管理等多方位实践，培养了一批血防"明白人"。

十、存在的问题

（一）传染源控制难度大

血吸虫病是一种自然疫源性疾病，保虫宿主种类多，人、牛、羊等40余种哺乳类动物均可感染血吸虫并作为保虫宿主传播血吸虫病。由于水利职工工作区域"站（点）多、线长、面广"，且长江流域各地经济水平和防控能力的差异，以及常态化防控面临的经费减少等问题，完全消灭血吸虫病极其困难。

（二）疫情反弹压力大

血吸虫病的分布与血吸虫中间宿主钉螺的分布基本一致，因此钉螺控制是血吸虫病防控的一项重要措施。2005年以来，我们继续加大了药物灭螺和综合治理的力度，但水利职工工作周边区域实有钉螺面积控制效果不大，个别地区出现了螺情反弹，如个别涵养林发现大面积有螺环境、历史无螺区出现钉螺、复现钉螺面积增加等。2020年6月下旬，受强降雨袭击，长江、鄱阳湖、洞庭湖水位持续上涨，据不完全统计，湖区五省有 33.41 亿平方米的现有螺面积受淹，占五省现有螺总面积的 94.85%。此外，随着我国对环境保护的日益重视，有螺环境综合治理难度大，保护区、生态区药物灭螺工作面临挑战。

（三）防治工作经费不足

血吸虫病是一种人兽共患寄生虫病，其传播受自然、社会和经济等多重因素的影响。虽然水利职工血吸虫病显著下降，但繁重的水利工程建设和频繁的涉水监测事项，很难有完全独立的血吸虫防治安全区，且已达标地区巩固防治成果挑战比较大，防控工作仍存在薄弱环节。防治工作不能松懈，一旦放松，疫情极易反弹。

血吸虫病防控正从粗放化向精准化转变，现有查病、查螺、灭螺及监测等技术难以满足消除血吸虫病防治需求；随着有限的防控经费极大压缩，急需高效、现代化的技术手段和措施支撑血防工作。

（四）防治能力建设还需加强

血防中心建设虽然有较大的改善，但相比其他专业机构依然条件落后；专业人员整体素质不高，信息化监测防治手段不多、不高，个别工作还在委托第三方执行；血吸虫病防治相关药物和技术与一线职工的要求有差距，监测报告及时性和科学性还不够；药物灭螺、查治病任务完成压力大。

十一、下阶段重点工作措施

（一）着力夯实血防工作基础

一是进一步强化常态化防治工作，巩固血防成果，严防疫情反弹。二是开展风险监测评估，按照排查风险、消除隐患的要求，对重点区域动态开展风险管理，及时发布监测信息。三是做好职工查病、治疗工作，保持血吸虫感染率持续为零。四是加大宣传教育工作力度，提升重点人群的防治知识水平和防护能力。

（二）继续推进血防项目实施

一是完善长江委综合防治措施，并建立健全长效管理机制。二是落实好血防具体措施，优化技术，监测做到重点人群、重点区域全覆盖，控制人群传染源。三是做好疫情和螺情监测，进行重点区域查螺及药物灭螺，并大力实施综合治理。四是抓好血防中心能力建设，加强业务培训和血防现场应用科研，提升服务能力。

（三）切实加大资源整合力度

一是继续发挥委血防工作领导小组的整体协调作用，整合资源，形成血防合力；二是强化法治观念，依据《血吸虫病防治条例》履行职责；三是按照国家"十四五"规划安排，坚持"以人民为中心"的思想，继续把血吸虫病防治这件人命关天的大事抓紧抓实抓好。

十二、今后工作建议

（一）建议加大血防经费投入

巩固防治成果，严防疫情反弹，确保如期实现消除目标。

（二）以"科技立委"为引领

开发和引进适宜防治技术和产品。探索有效的监测预警技术，应用适宜的快速诊断技术，开展环境风险识别技术研究等。

（三）协调好流域内血防部门关系

加大与各地血防办和研究机构的合作，积极推广应用血吸虫病科研新技术、新方法。

（四）积极实施"互联网+健康"服务

开展智慧血防，积极推行信息化、智能化建设。

保护人民群众的健康，消除血吸虫病的危害，是党和政府的历史责任。习近平总书记指出："人民至上、生命至上，保护人民生命安全和身体健康可以不惜一切代价。"血吸虫病防治是一项关系群众切身利益的重大民生工程，我们必须进一步统一思想，提高认识，夯实责任、明确目标、强化保障，切实做好做实关系群众健康的民生工程。

十一

血防故事

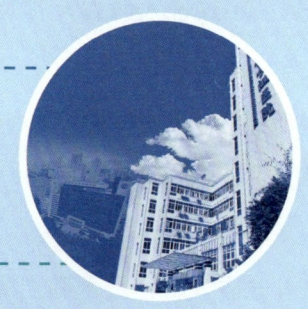

在长江委和长江医院的档案室里，泛黄的文件、病历和斑驳的灭螺工具静静陈列，它们不仅是历史的碎片，更是一部写满血防故事的"生命之书"。一代代血防人用脚步丈量江岸，以生命守护生命，将血吸虫病防治的史诗刻进长江的波涛里。

今日的血防人，仍在续写新的血防篇章。这些故事，终将汇入长江奔涌的浪潮，成为长江委人记忆里永不褪色的健康丰碑。

十一、血防故事

（一）历史故事

辛追夫人身上埋藏了的秘密

东方睡美人，惊艳世间，沉睡两千年，引发无数猜想。公元 1972 年，马王堆古墓挖掘，辛追夫人重见天日，她经历两千年而不腐，创造了世界尸体保存记录上的奇迹。在全球科学界的目光注视下，尸体解剖小心翼翼地进行，人们在焦急地等待着答案，这具世界上唯一的两千年湿尸身上，到底埋藏着多少秘密呢？

辛追，西汉初年长沙国相侯利苍的妻子，死时 50 岁。当考古人员将辛追夫人的尸身抬出墓室后，发现她身体形态完整，全身有柔软的弹性，皮肤细密而滑腻，部分关节甚至可以转动，手脚上的纹路也清晰可见，一系列的保存措施创造了这个跨越两千年的奇迹。为研究女尸的死因提供了条件。随着手术刀在辛追夫人身上滑过，专家发现，辛追皮下脂肪丰满，皮肤没有褥疮，没有一丝高度衰老的迹象，而这也正好说明，她是得突发病而死的。

随着解剖的深入，专家发现，女尸内脏保存完好，并且在女尸的食道和肠胃里，一共发现了 138 颗半的甜瓜瓜子。由专家推断，辛追夫人是在夏天吃了生冷瓜后，由于胆绞痛发作引发了心肌梗塞而猝死的，这也是迄今为止，得到验证第一例心肌梗塞猝死病例，否决了西医理论中冠心病是现代生活方式引发的疾病的这个结论。

在辛追夫人身上，人们还发现了血吸虫，进一步填补了我国医学领域和医学发展史的空白。在辛追的肠道和肝胆内，存有一定数量的血吸虫卵。这种血吸虫病原本被称为日本血吸虫病，因日本学者在1904年发现而得名。然而，如今我们却在这具千年女尸的身体上，发现了这种在20世纪初才发现的疾病，足以证明血吸虫早在2000多年前就出现，也进一步证明我国早期医学著作《内经》《千金要方》对于血吸虫病的论断。

为什么辛追夫人会感染血吸虫病呢？考古与医务人员认为这个女人生活在水网纵横的楚地，也就是当今湖南北部、湖北一带的可能性最大。这里的河水湖水中到处都是血吸虫的幼虫，只要人类接触到这些水，幼虫只需要10秒就可以感染人体，实在是防不胜防；而生活在水乡，想要不接触血吸虫疫水几乎是不可能的。可以想象，辛追体内的血吸虫卵，正是幼年时在这片沼泽湖泊中被感染所致，由此又推引出一个有趣的问题，那就是辛追出生于一个底层的农民家庭，青少年时曾在沼泽里参加过种稻、收割一类的体力劳动，因为从一般的医学理论上讲，只有经常下水，才会导致血吸虫的感染，否则，不会受到侵害。也就是说，辛追是由一个底层的经常下水田劳动的农村娃，荣幸地成为轪侯贵夫人。

参考资料

百度文库《世界上唯一的两千年湿尸"辛追夫人"身上埋藏着多少秘密？》、百度：古人为什么活到50岁就百病缠身？ 1972年7月30日马王堆女尸出土。

曹操兵败赤壁与血吸虫病有关

1981年福建血吸虫研究所的李友松就发表论文《曹操兵败赤壁与血吸虫病关系之探讨》，引起了医学史学界轰动。

不论是读小说，还是看电视剧，"赤壁之役"的桥段总会让人大呼过瘾。其实，在正史之中，这场战役的精彩程度丝毫不逊于文人杜撰出来的虚构作品。曹操统领北方二十万大军挥师南下，竟在这场战役中惨败于三万名吴军.曹操在这场战争中失败后再也没能卷土重来,从此势力仅限于北方。但你绝对想不到,在这场战役中,有一种小虫子——血吸虫,别看它不起眼,在赤壁之战中,它可是帮了孙权的大忙!为什么这么说呢?当年,曹操统领北方二十万大军挥师南下与三万名吴军在长江对垒,"天时"并不站在曹军一方,而这里影响到战争结果的"天时",正是瘟疫。不论是《三国志》,还是《资治通鉴》,都有一段类似的记载,那就是当时的曹营中疫病蔓延,而且,这种疫病还非常严重,对曹军的生命造成了极其严重的威胁。赤壁之战的战场恰恰是当时血吸虫病严重流行的地区,而且时间又是血吸虫病的感染季节。赤壁之战是在冬天开始的,但曹军在转徙、训练时间是在秋天。曹操水军在赤壁之战战前染上血吸虫病,经过一个月以上的时间就发病了,致使大战时疲病交加,不堪一击。而刘、孙军队长期在血吸虫流行的疫区中从事生产、生活,士兵体内或多或少已产生一定的免疫力。

可以说,赤壁之战的失败给了曹军以巨大的挫败感,同时赤壁之战中曹操损失了自己的所有船只,因此,曹操也失去了南伐的利器,无奈之下,曹操只得暂时撤退准备第二次赤壁之战。但是,在第二次赤壁之战的准备中,曹军军中的大瘟疫弥漫,让曹操再无力继续发动赤壁之战,因此,只得暂时撤退了。

参考资料

《三国志》《三国演义》《资治通鉴》《中华医史杂志》发表的李友松的《曹操兵败赤壁与血吸虫病有关》。

渡江战役与血吸虫病防治

（血防战线上的第一个漂亮的歼灭仗）

1949年4月，在渡江战役的冲锋号里，江苏南部地区迎来了解放，夏秋之际一场意外的插曲令人揪心，驻昆山县的人民解放军部队，正在抓紧训练的时候，却有大批战士，突然患病倒下，原因很快查明，得了血吸虫病。（中央电视台《为了人民健康》第一集·防病未然）。

1949年6月，渡江战役结束后，随着解放战争向南推进，血吸虫病亦在部分部队中大量发生，对当时部队的训练作战造成一定影响。上海解放后，华东野战军九兵团留在太仓、南翔、嘉定、嘉兴、松江、海盐等地一带进行整训，准备为解放沿海岛屿做准备，并要求指战员们天天下水训练。自7月份起，每日下水游泳并在日常生活中广泛接触河水。9月起，大批指战员感染急性血吸虫病。患病人数高达38273人。部队战士感染血吸虫病的事件同样发生在长江中游地区。1949年秋，中国人民解放军经洞庭湖南下，有6名战士因发烧入湖南湘雅医院，被诊断为血吸虫病，随后在军队中检查328人，确定感染者154人。而感染血吸虫事件也不是孤立的，江浙一带早有大量的血吸虫病人存在，其中包括几十万生命垂危、大量丧失了劳动力的晚期血吸虫病人也需要救治。部队和地方大规模出现血吸虫病感染事件，以及长江流域报告的血吸虫病疫情引起了军队和政府的重视，把血吸虫病防治工作提到重要议事日程。

根据华东军政委员会和陈毅同志的指示，在上海成立了血吸虫病防治委员会。由驻地部队九兵团司令员宋时轮将军任主任，当时上海医学院的官乃泉（华东部队卫生部领导与上海医学院军代表）、颜福庆任副主任。

1949年12月24日，第九兵团司令员宋时轮根据流行病学家、公共卫生学家苏德隆的建议，召集上海医务界人士开会，宣布成立"沪郊血吸虫病防治委员会"，紧急动员宁、沪、杭等各地医学院校、医院，派出各类卫生技术人员2100多人，组成防治血吸虫病医疗队，分赴各部队开展查治病，并任命苏德隆为副秘书长。苏德隆提出"地域性防治血吸虫病"的对策，发明防血吸虫感染的"防蚴裤袜"和"防蚴笔"，对血吸虫病防治方面作出了卓越的贡献。

1950年春，历经5个多月时间，在广大医务人员和军队的积极防治下，感染血吸虫病的战士全部治愈，并开赴抗美援朝前线。为此第20军授予苏德隆"名誉教育主任"荣誉称号。这是新中国成立后血防战线上的第一个漂亮的歼灭仗。为了纪念这一胜利，第九兵团专门颁发了沪郊血吸虫病防治纪念章。

此后，大规模的血吸虫病防治从军队转向地方。中央政府也在上海郊区部队血吸虫病事件后出台了相关的政策，1950年4月，中央政府发布了《关于血吸虫病防治工作的指示》，卫生部又召开了全国卫生科学研究会议，确定了当年的研究计划大纲。

参考资料

中央电视台《为了人民健康》第一集·防病未然、回忆那段抗击瘟神的岁月——访复旦大学医学院公共卫生学院姜庆五教授（https://www.sohu.com/a/352818279_334409）

解放军九兵团防治血吸虫病（http://www.wphoto.net/article/show/323）

原创｜为了"解放台湾"，防治血吸虫病！——九兵团的一桩往事（https://www.sohu.com/a/279976403_119657）

【党史故事】一定要消灭血吸虫病，武汉市第一职业教育中心 2022-06-16 20：23 湖北）等。

（二）治江故事

众志成城战瘟神

长江水利委员会肩负着长江流域综合治理开发的重任，15000名职工常年与水为伍，足迹遍布大江上下，为中国的水利事业奋力拼搏。

在血吸虫病重疫区，有不少基层单位血吸虫病感染率极高，有的职工一家三代都患了血吸虫病，有的基层站队感染率竟高达100%，血吸虫病的死亡率远远高于其他的工伤事故，血吸虫病是水利行业一种职业病。

"水文局中游局洞勘队退休职工王德华：我一家三代都得了严重的血吸虫病，我父亲是得晚期血吸虫病而死亡的；由于小河嘴水文站是沅江的出口，只有一个控制站，为了工作的需要，我多次感染血吸虫病，先后治了8次血吸虫病，打了三次锑剂"。

"泥市水文站测区指导员刘元军是一位踏实肯干的好干部，长期工作生活在重疫区，1985年发现患血吸虫病时已到晚期，肝硬化腹水，肚皮肿胀如鼓，弥留之际同志们来探望他，已经不能说话，只是眼角不断淌着泪水"。

"水文中游局安勘队职工杨英初，他的水文单质化分析曾在全国水文巡测会议上介绍过经验，正当出成果的时候，不幸患晚期血吸虫病并发肝癌。垂危之时，他还惦记着没有完成的工作，临终前的最后一句话是'其他的没有什么，就是单质化分析报告没有拿出来'"。

多么好的一些同志，他们为国家的水利事业奋斗一生，辛劳一生，最后却被血吸虫病夺走了宝贵的生命。他们撇下老母，丢下妻儿死不瞑目了，难道真是华佗无奈小虫何。

在党中央国务院领导下，水利部及时制定基本决策，作出战略部署，颁布了水利部血吸虫病防治规定。1990年7月，长江委成立血吸虫病防治领导小组，由委副主任担任组长，下设专职机构血防办公室，统一指导协调全委的血防工作。血防工作初始就面临着点多、面广、战线长、疫情重的诸多困难，形势十分严峻。据1989年流行病学调查，长江委血吸虫病疫情有"三大三高"的特点。

首任长江委血防办主任黄安生说："三大"，一是疫区范围大，涉及7省市46个血吸虫病重疫区县；二是人群流动性大；三是危害大。"三高"，一是患病率高，人群感染率高达13.7%，为湖区5省人群感染率的3倍；二是致残率高，晚期患病率高达15%，居全国之首；三是死亡率高，因血吸虫病死亡的有73人。

瘟神肆虐广大职工家属生命与健康受到威胁，血吸虫病在人们心中投下深重的阴影，难怪有些患晚期血吸虫病的职工说，我们献了青春献终生，献了终生，可不能再献子孙。

"委属职工血防问题一定要列入重要议事日程，救命第一，保证资金投入，确保九七达标。"水利部部长牵挂着长江委15000名水利职工的健康与安危。

"防汛和血防是两件人命关天的大事，我们都要抓紧抓好"。长江委党组把血防工作与防汛工作齐抓共管，形成合力，并提出了2000年达到基本消灭血吸虫病防治总目标。为实现这一总目标，长江委上下齐动员，万众一心，众志成城，展开了一场消灭血吸虫病的人民战争。

紧紧围绕血防"九七达标"这一总体目标，全部完成各项防治任务，1990—1997年共计完成查病47642人次，治病11977人次，查灭螺5384亩，兴建安全区57个，完成改水、改厕、环境改造工程项目1008项等工作，并取得了显著成绩，与1989年同比，血吸虫病人数、晚血病人数、急感病人数、人群感染率下降幅度分别为73%、87%、100%、79%。提前达到控制传播血吸虫病标准（达标），提前三年完成国"九五"计划目标任务。

疫区职工赞扬道，查病治病送瘟神，缕缕春风暖人心。

（从1999年长江委血防办制作的众志成城战瘟神专题片中摘编而成）

荆江血防工作回忆

荆江是长江中游血吸虫病重灾区，因河道蜿蜒曲折，水流漫滩，芦苇水草丛生，是血吸虫中间宿主钉螺的孳生地。上荆江沙市学堂洲狗头湾、窑湾，下荆江监利上车湾、湖南集城垸、砖桥等湾道，是全国有名的血吸虫重疫区，到处都插有警示牌"血吸虫重疫区，人畜严禁进入"。

20世纪50—60年代，在荆实站工作的职工，因水文工作的需要，长年在这些地方涉水作业。1964年，我们在上车湾附近进行水文勘测时，偶遇湖南岳阳血防站的医务人员，在做血吸虫病疫情调查，评估感染风险；他们看见我们测量人员涉水过沟，在芦苇滩林里钻进穿出时，在现场就对我们进行了血防知识宣传，提醒我们不要下水，做好个人防护，如穿戴防护服、胶鞋和胶手套等，并告诉我们这个洲上原是几十户人家的村庄，近十多年来因血吸虫病年年有人死亡，复现了"送瘟神"诗句中"千村薜荔人遗矢，万户萧疏鬼唱歌"的部分场景，现村民都易地搬迁了。

在"一定要消灭血吸虫病"的号召下，全国掀起了一场轰轰烈烈的血吸虫病防治运动。在长江委的重视下，长江医院到荆实站体检，发现60%～70%的职工患有血吸虫病。这么高的感染率，立即引起了原水文局各级领导的重视，并得到长江委时任领导和有关部门的关心、关怀，把水文测量感染血吸虫病的职工参照职业病管理，并进行营养和资金补贴。

荆实站工作的疫区范围广，荆江河段弯道水域都是重疫区，还有大办农业时的西干渠、盐卡、窑湾、洪湖、东西湖农场，凡在疫区工作的同志陆续都感染上了血吸虫病，血防工作成为每年的重点工作之一。

此后，长江委成立专门的血防机构，荆实站建立血防小组、血防员，血防工作工会牵头，各基层站实行队长行政负责制。按照"重点疫区职工一年一检、非重点疫区职工两年一检"的要求，由长江医院对全体职工进行普查，对患血吸虫病的职工，开展分期分批的系统治疗，有的在长江医院，有的在地方医院或单位治疗；长期在疫区工作的职工，一时没有查出有血吸虫病的职工，在地方血防医院多次复查大便或用直肠镜检查，以动态监测感染情况。在疫区工作的站队发了血防用品，有防护雨裤、预防性口服药和抹擦的防蚴膏等，护肝护心脏血防药送到了一线职工手中；荆实站血防小组每年到水文站、水位站查钉螺、灭钉螺，办血防宣传橱窗、血防培训班，血防工作制度一直坚持到现在，仍然十分重视，不放松。

我经常在疫区工作，几次检查都没有确诊血吸虫病。1964年，在弥市血防站经直肠镜检查，才确诊患有血吸虫病。1965年，在荆实站接受集中治疗，由工会放药与麻油混匀后吞服，开始还能喝下去，后来就不想喝了，喝了反胃恶心呕吐，坚持服药十多天停药，后补助15元营养费；多年后复查，还有血吸虫病，又到沙市血防医院用吡哇酮治疗，住院20多天，至今没有复查了，我一直坚持吃长江医院发的血防护肝药。1963年荆实站还组织血吸虫病职工，有四五十人吧，在沙市四医院打TJ针，比较痛苦，危险性大，我没有打TJ。

我经历和知道的情况大概就这些！

（供稿人：关敢生）

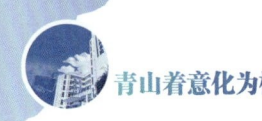

青山着意化为桥　长江委血吸虫病防治 70 年回顾

他们为救船而感染了血吸虫病

——一个基层水文队长关键时刻的选择

直到今天，许多上了年纪的人仍然对 1991 年的长江洪水记忆犹新。这年夏天，淮河、长江、洞庭湖流域陆续发生特大洪水，全国共有 18 个省市、数千万民众遭遇洪涝灾害。

但是鲜为人知的是，在另一个看不见的战场，人们与血吸虫病的战斗也同样惊心动魄。

故事发生的地点在湖南省津市毛里虎镇石龟山村，这里的石龟山水文站隶属于水利部长江水利委员会，是控制澧水尾闾汇入西洞庭湖水情的国家重要基本水文站。在正常年份，由于副热带高压的长时间盘踞，这里的夏季漫长而炎热，常有"火炉"之称。但在 1991 年的 7 月底，这里却完全是另外一番景象。

自 6 月以来，多日连绵的雨水让澧水水位不断上涨，而近一周来的多场暴雨叠加上长江来水增加则让往日秀美的洞庭湖变得更加狂暴而不可预测。为了保证水文数据报送的连续与准确，石龟山水文站站长施金华和同事们以水文站为家，已经连续工作了十几个日夜。

这是一个浓云密布、阴风怒号的清晨，冒着滂沱的大雨，施金华带领着杨旭斌、姚星海、廖建神三个队员深一脚浅一脚地走在泥泞的堤岸上，他们正准备出发前往测量船，进行每天例行的水文勘测。

"队长，我们的船锚好像断了！"走在最前面的杨旭斌突然叫了起来，听到呼救的施金华顿时吓得一激灵。经验丰富的他当然知道，在船舶安全管理中，丢锚断链无疑是最严重的事故之一。在锚泊时，锚链的作用是使船舶在停泊时保持相对的船位稳定，一旦走锚或者断链，极大可能造成船舶的碰撞、触礁、翻沉等重大安全事故。

"幸好,咱们拴船的绳子还在!船也还在!"又是一声呼喊让施金华的心暂时安了下来。原来,为了避免船舶被风浪吹走,他习惯上总是会再用两根粗纤绳,将船拴在周滩岸边的树上,作为船舶安全的双重保障。

"必须立刻把船锚找回来!"危急时刻,施金华做出了判断,拴绳虽然暂时可以让船不再漂走,但在当下,汛情瞬息万变,测量船仍然随时可能面临二次断"链"的危险。

下水或不下水?正当大家犹豫之时,心急的杨旭斌已经脱下衣物准备下水摸锚。"小杨,小杨,你快回来!"看到这一幕,施金华急忙在岸边呼喊制止,虽然大家都通识水性,但面对这样的风浪,不仅有溺水的风险,而且有被感染血吸虫病的危险!

从20世纪50年代起,全国上下掀起了消除血吸虫病的运动,与血吸虫的斗争持续几十年。在津市生活了多年的施金华内心清楚,1985年之后,当地已经陆续报道村民因为涉水而感染血吸虫病的多个案例;在没有防护的情况下下水,职工感染血吸虫病风险非常大。

"顾不得那么多了,施站长!再不找到锚,咱们的测量船就要被风吹跑了!"眼看着拴着测量船的纤绳被拉得笔直,姚星海和廖建神也着急了起来,纷纷脱下衣物,加入了寻找船锚的队伍。

的确顾不得那么多了,一旦测量船被风浪吹走,船会不会翻不说,船上的贵重仪器设备肯定会遭受重大损伤。这样不仅会造成国有资产的严重破坏,更重要的是石龟山水文站在短期内就丧失了水文测勘测的能力。数据的缺失,则会让后方的水利专家在研判防洪策略时缺乏支撑,届时一旦出现错判、误判,洞庭湖沿岸的诸多居民都将面临极大的洪涝风险,这个险说什么也不能冒!

"好,你们听我指挥!我们手拉着手,排成一排,姚星海、廖建神你俩站在岸边拉着我们,我和小杨下水去找锚!"施金华行动了。

在风雨中，经过半个小时的摸排，断裂的船锚终于被找到了。"太好了，咱们的船有救了！"大家松了口气，再次将锚与船连接好。

2天后，杨旭斌和施金华的大腿和后腰上起了一些细小的疹子，瘙痒，一时也没有太在意。

20多天后，洪水逐渐退了下去。此时，杨旭斌和施金华却"感冒"了，出现高烧、全身无力，两个身体强壮的湘北汉子，有时甚至连站起来的力气都没有，吃感冒药不见好。更奇怪的是，两人吃的越来越少，肚子却一天天"胀"了起来。

"是不是得了血吸虫病？"施金华和杨旭斌悄悄来到了最近的澧县血吸虫病医院，经过检查，两人被确诊为血吸虫病急性感染。

施金华和杨旭斌等4人为救船，下水找锚链感染血吸虫病的故事很快就传开了。

（益阳分局提供线索，谭祖贤撰文）

"洞庭海"上爱的传递

——'98抗洪中长江医院血防医疗队工作纪实

在许多人的记忆里，1998年的夏天都是泡在水里度过的。这是20世纪末的最后一场全流域型特大洪水，也是三峡大坝建成前的最后一场大洪水，更是让全国人民印象极为深刻的一场大洪水。

洪水是造成血吸虫病传播流行的主要因素之一，为了保障洪水期间水利职工的健康，防止血吸虫病在职工群体中的传播，水利部长江水利委员会决定派出血防医疗队赴灾区开展血防巡回医疗。

"这次的任务难度很大。"在动员会上，时任血防办主任、长江医院副院长的黄安生在动员会上对大家说道。"洪水之后,灾区环境十分恶劣,交通不便、疾病多发、各项物资匮乏。但这也正是灾区需要我们的时候,防汛是水利人的天职,治病是医者的天职,作为水利行业医疗阵线上的一分子,这个时候我们必须冲锋在前!"

黄主任的话振聋发聩,广大职工踊跃报名,长江医院很快成立了江北和江南片区两支医疗队,其中江北医疗队由内科主任姚婉芳负责,前往荆江沙市及江西等地区,江南医疗队则由血防专家盛琴华带队,前往湖南部分地区开展巡江医疗。

"那哪里还是一个湖,简直成了'洞庭海'!"后来成为长江医院首席专家,荣获"全国抗击新冠疫情先进个人"的张济祥这样回忆道。当时的他还只是江南血防巡江医疗队中的一名普通内科医生。从6月起,洞庭湖上游湘江、资水、沅江、澧水陆续发生暴雨洪水,又与下游长江8次峰高量大的洪水遭遇,城陵矶水文站连续出现5次洪峰,其中4次超过历史最高水位,数月来洞庭湖流域各洲滩民垸共发生了管涌险情上千次。许多地势低洼处被洪水淹没后连成一片,一眼望去仿佛成为了一片泽国。

血防医疗队遇到的最大困难是交通不便。洪水冲垮了道路,不少地方仅靠汽车难以到达。在一些基层的水文站点,积水已经达到半人之深,还有一些仅有1～2个人的小水文站,因为本就位置较偏远,在洪水来临初期就已经成为了一个个孤岛,医疗药品、清水等各类生活物资急缺。洪水险情还在继续,水利职工的健康风险还

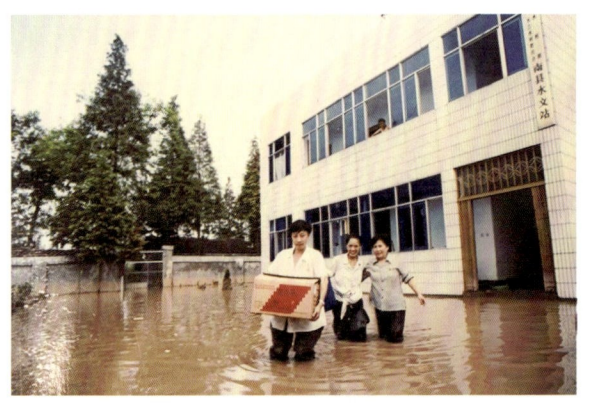

一线送医送药

在持续增加。为了尽快抵达站点，将职工紧缺的医疗和防疫物资送到站点，时任长江水文局中游局工会主席的王克钧经多方联系，紧急为医疗队调来了一艘应急船。有路的地方就开车，没路了就乘船。无论如何，一定要将物资送到每一个站点，送到每一位职工的手上！

就这样，在烟波浩渺的洞庭湖上，一艘承载着灾区紧缺药品的白色小艇，开始了艰难的旅程。一路上，他们为水文站里加班加点的职工送去防治血吸虫病的物资，以及防蚊虫、防感冒、防皮肤病、防消化道疾病的各类药品。在搭建起临时的诊室里，张济祥还为职工家属及周边居民义诊。这里面有突发咯血的老人、有腿部骨折的工人、有待产临盆的孕妇……每到一处，血防医疗队都得到了职工和群众最热烈的欢迎，在缺医少药的灾区，这艘白色小艇为无数职工和群众送去了健康的希望。

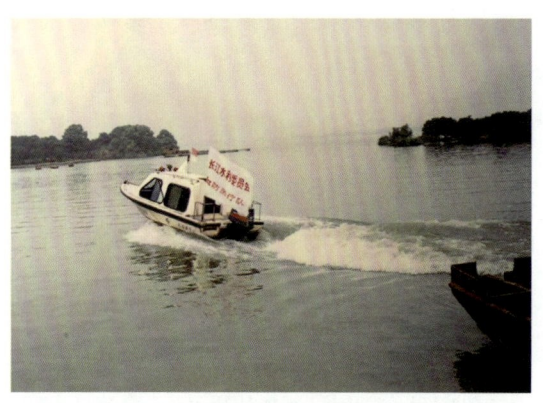

湖上血防医疗队

"泥巴裹满裤腿，汗水湿透衣背，我不知道你是谁，我却知道你为了谁。" 1998年的夏天，这首歌颂抗洪英雄的歌曲《为了谁》在全国各地传唱，抗洪英雄们不怕累苦、不怕疲劳、不怕牺牲，坚守在防汛抗洪救灾第一线，他们的故事凝结而成的抗洪精神，也成为中国共产党人100年来接续奋斗的精神谱系中重要的组成部分。

（谭祖贤撰文）

参考资料

［1］卫生部、发展改革委、农业部、水利部、林业局、财政部，血吸虫病综合治理重点项目规划纲要（2004—2008年），北京：卫疾控发〔2004〕357号，2004年10月28日。

［2］国家发改委，全国血吸虫病综合治理水利专项规划报告（2004—2008年），北京：发展规划司，2007年9月28日。

［3］长江水利委员会，长江委血吸虫病防治监测中心项目建议书，武汉：计划局（长计〔1999〕505号）。

［4］中央电视台，开创：抗击血吸虫病，解码科技史，2023年4月8日。

［5］中央电视台，第一集——防病未然，为了人民健康，2019年10月29日。

［6］中央电视台，战"疫"——围歼血吸虫，国家记忆，2020年4月2日。

［7］中共长江水利委员会组织史资料编，中国共产党长江水利委员会组织史资料（1950.2—1995.12），武汉：内部资料，1997年5月。

［8］林一山治江思想研究会编撰小组，林一山治水大事要览，武汉：长江出版社，2011。

［9］长江水利委员会血吸虫病防治领导小组编，水上送瘟神——长江水利委员会血吸虫病防治成果，武汉：血防办，1998年12月。

［10］水利部血吸虫病防治协调领导小组编，治水送瘟神 利国惠民生——全国水利血防成就，北京：血防办，2011年3月。

［11］任光辉，临床血吸虫病学，北京：人民卫生出版社，2009年2月。

［12］王陇德，汪永清，尹成杰，血吸虫病防治条例释义，北京：中国法制出版社，2006年5月。

［13］长江水利委员会血防领导小组，专题片：众志成城战瘟神，武汉：血防办，1998年11月。

［14］中华人民共和国水利部，水利血防技术规范SL/T318—2020，北京：中国水利水电出版社，2021年1月。

［15］长江医院志编撰小组，长江医院志（1950—1980），武汉：内部资料，1981年7月。

［16］卢金友，王家生等著，水利血防理论与技术，北京：中国水利水电出版社，2015。

［17］中共湖北省委，湖北省消灭血吸虫病规划（修订草案），湖北：鄂发〔1974〕65号。

［18］长江水利委员会，关于成立血吸虫病防治工作机构的通知，武汉：文件〔（90）长干字第086号〕。

［19］长江水利委员会，中共长江流域规划办公室委员会关于加强血吸虫防治工作的指示，武汉：〔长政（62）字048号〕

［20］江苏省血吸虫病防治研究所，长江水资源保护科学研究所，长江三峡建坝库区钉螺滋生及坝下游钉螺向库区扩散问题的研究，武汉：内部资料，1987年7月。

［21］徐兴建，卢金友，彭汛，我国水利血防工程对控制血吸虫病传播的作用和意义，中国血吸虫病防治杂志，2010年第5期。

［22］长江水利委员会血防领导小组，血防工作创辉煌——1997年长江委血防工作总结，武汉：血防办，1997年12月。

［23］长江水利委员会血防领导小组，1997年长江委血防达标工作情况汇报，武汉：血防会议资料，1998年6月。

［24］水利部长江水利委员会，长江流域血防工作情况汇报，北京：全国血防会议交流材料，1999年3月。

［25］长江水利委员会血防领导小组，长江委血防安全区工程建设情况总结，武汉：委计划局，1998年6月。

［26］长江水利委员会血防领导小组，水利部长江委血防工作汇报，武汉：委血防办，2001年4月。

［27］赵国庆，小洋虫与大肚子——血吸虫病防护知识，北京：中国协和医科大学出版社，2005年12月。

［28］长江水利委员会血防领导小组，水利部长江委职工血吸虫病防治工作情况汇报，长江委血防办，2004年9月。

［29］长江水利委员会血防领导小组，长江委血吸虫病监测巩固技术方案（试行），长江委血防工作会议材料，武汉：长江委血防办，1999年4月。

［30］江西省卫生健康委员会编，春风杨柳万千条——江西血防60年，江西：江西科学技术出版社，2018年11月。

［31］中华人民共和国卫生部疾病控制司编，血吸虫病防治手册（第三版），上海：上海科学技术出版社，2000年12月。

［32］卫生部、发展改革委、财政部、农业部、水利部、林业局，全国预防控制血吸虫病中长期规划纲要（2004—2015年），北京：国办发〔2004〕59号，2004年7月23日。

［33］吕山、吕超、李银龙、许静等，阻断血吸虫病传播策略与措施专家共识，中国血吸虫病防治杂志，2021年第33卷第1期。

［34］中华人民共和国国家质量监督检验检疫总局中国国家标准化管理委员会，血吸虫病控制和消灭标准（GB 15976—2006）.2006.北京。

［35］周晓农、李石柱、洪青标等，不忘初心送瘟神　科学防治谱新篇——纪念毛泽东主席《七律二首·送瘟神》发表60周年［J］，

中国血吸虫病防治杂志，2018，30（1）：1-4。

[36] 吕山、许静、曹淳力等，我国血吸虫病防治70年历程与经验[J]．中国寄生虫学与寄生虫病杂志，2019，37（5）：514-519。

[37] 戴润泉，长江委精神的丰富内涵与时代价值，水文化，2022第7期。

[38] 李石柱、许静、汪天平等，弘扬新时期血防精神 推进血吸虫病消除进程，中国血吸虫病防治杂志，2019年第1期。

[39] 李洪河，20世纪50年代国家对血吸虫病的防治，中华人民共和国国史网：当代中国史研究，2012年9月7日。

[40] 班合，20世纪50年代党领导消灭血吸虫病的历史经验，光明网，上海：2020年4月15日。

[41] 长江微科普，血吸虫病与水利血防，湖北：长江水利2024年4月11日。

[42] 陈松平，不废长江万古流，武汉：长江出版社，2021年6月。

[43] 谌力贞，曾庆芳，朱芸，周小莉，彭汛，长江委水利职工血吸虫病防治探讨，人民长江：第39卷第24期，2008年12月。

[44] 周晓农、朱泽林、涂宏、刘德喜、曹淳力、许静、李石柱，加快实现消除血吸虫病目标行动方案（2023—2030年）解读，中国血吸虫病防治杂志，2024年第1期。

[45] 彭训，水利工程与血吸虫病防治，北京：中国水利水电出版社，2011年12月。

[46] 江西省寄生虫病防治研究所，江西日报社编，赣鄱血防，南昌：江西人民出版社，2018年11月。

[47] 刘亦文、林丹丹，江西省血吸虫病防治经验，南昌：江西科学技术出版社，2018年11月。

[48] 中华预防医学会中国地方病协会，全国血防荣誉册，北京：文件，

预会发［2018］237号、预会发［2018］226号、中地协字［2018］第08号。

［49］水利血防简报·第1期，水利部血防协调小组办公室成立，中国血吸虫病防治杂志，1993年第1期。

［50］中国血防纪念馆，展示：图文版块、展柜展品、多媒体等，鹰潭市余江区，2023年。

［51］张利娟、李仕祯、邓王平、曹淳力供稿，全国血防宣传周：何为血吸虫病消除？北京：中国疾病预防控制中心，科普文章，2024年4月11日。

［52］王强、许静、夏志贵、韩帅、张仪、钱门宝、李石柱、周晓农，我国重点寄生虫病疫情形势及防控工作重点，中国寄生虫学与寄生虫病杂志，2024年2月第42卷第1期。

［53］中共长江水利委员会组织史资料编，中国共产党长江水利委员会组织史资料（第二卷，1996.1–2010.6），武汉：内部资料，2014年6月。

［54］李岳生，血吸虫病诊断与治疗，北京：人民卫生出版社，2006年5月。

［55］黄轶昕，南水北调工程与血吸虫病——科学认知和应对，南京：河海大学出版社，2021年11月。

［56］汪天平,李石柱.热带病诊疗与防护手册，北京：人民卫生出版社，2018年4月。

［57］中华人民共和国传染病防治法（修订），中国人大网［引用日期2024-09-25］。

［58］《血吸虫病防治条例》，中国人大网［引用日期2024-03-25］。

编 后 记

《青山着意化为桥——长江委血吸虫病防治70年回顾》一书，全面反映了新中国成立以来，长江委按照毛泽东主席"一定要消灭血吸虫病"的号召，在光辉诗篇《七律二首·送瘟神》的激励下，70多年的血防历程，讴歌了在党和政府的正确领导下，长江委人与流域人民群众一起"群策群力、科学防治、甘于奉献、誓送瘟神"的血防精神和"战天斗地、敢为人先，不达目的、决不罢休"的精神风貌。

全书分认识血吸虫病、亲切关怀、吹响号角、艰难历程、水利血防的作用及经验、科研攻关、成就与展望、血防一线、大事记、实现消除血吸虫病目标行动方案及相关文件、血防故事等11个部分，内容的编排主要以时间为序，并以国家血防为主线，展示水利血防的主要工作和成就。为保持历史连续性和完整性，在资料收集、史料查档、基层走访、关键人物访谈等过程中，我们期望做到全覆盖、讲科学、更详细，以求历史记录脉络清晰，内容充实，构成一幅波澜壮阔的恢宏历史画卷。因时间跨度大、机构变化多，受史料缺失影响和篇幅所限，书中部分章节内容不够全面，比如：在"亲切关怀"部分，少了些过去老领导、老血防人的照片；在"血防一线"中，仅采编了部分基层单位和水文站（点）；众多的先进、

编后记

工匠、科学家和劳模人物从不同侧面只撷取了部分，难免挂一漏万。从各单位征集来的照片和材料中，有的缺乏历史事件的表述，我们通过查找权威性的文献，补充了部分史料。在编辑过程中，如有疏漏和错误，恳请各位前辈、血防人和专家学者赐教指正。

《青山着意化为桥——长江委血吸虫病防治70年回顾》一书的编辑出版，得到了长江委、委属企事业单位、宣传出版中心、长江档案馆和长江出版社的大力支持，稿件、照片和小故事的征集得到了全委干部职工的积极响应，一些老领导、血防前辈和专家，以及血防事业经历者、患者等都对本书的编撰给予了支持，提出了不少宝贵意见，在此，一并表示衷心的感谢！

编　者

2024年9月